いつまでも消えない
つらい疲れ・だるさの正体

慢性疲労を治す本

医師・医学博士 堀田 修

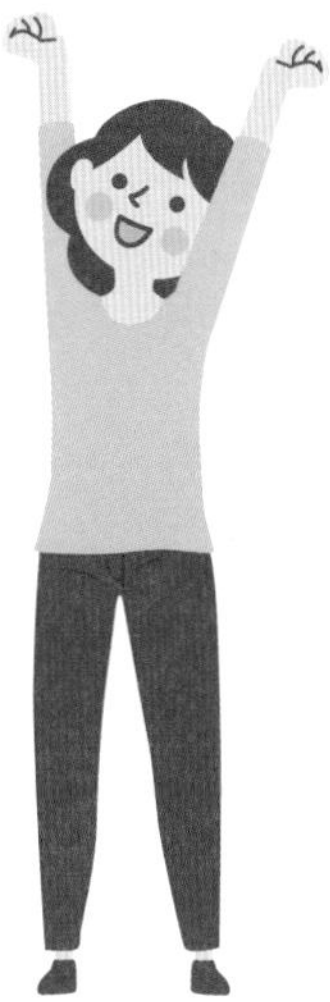

あさ出版

長引く倦怠感（だるさ）、
こんな不調も一緒に、続いていませんか？

- □ 不安感
- □ 背部痛・重苦感
- □ 脱力／歩行障害
- □ 羞明（光がまぶしい）
- □ 微熱
- □ 咽頭痛・咽頭違和感
- □ 咳
- □ 腹痛・下痢
- □ 耳鳴り
- □ 目の奥の痛み
- □ 息切れ
- □ 動悸

もし当てはまるものがあったら、それは
この本で紹介する「**慢性疲労**」かもしれません

- □ 易疲労感（些細なことで疲れる）
- □ 集中力・思考力低下／ブレインフォグ
- □ 不眠
- □ 頭痛
- □ 抑うつ
- □ めまい／立ちくらみ
- □ 起床困難
- □ 関節痛
- □ 首・肩痛
- □ 気力低下／無気力
- □ 鼻閉などの鼻症状

「慢性疲労」は、
脳の炎症、
迷走神経の炎症が
もたらす**病気**です

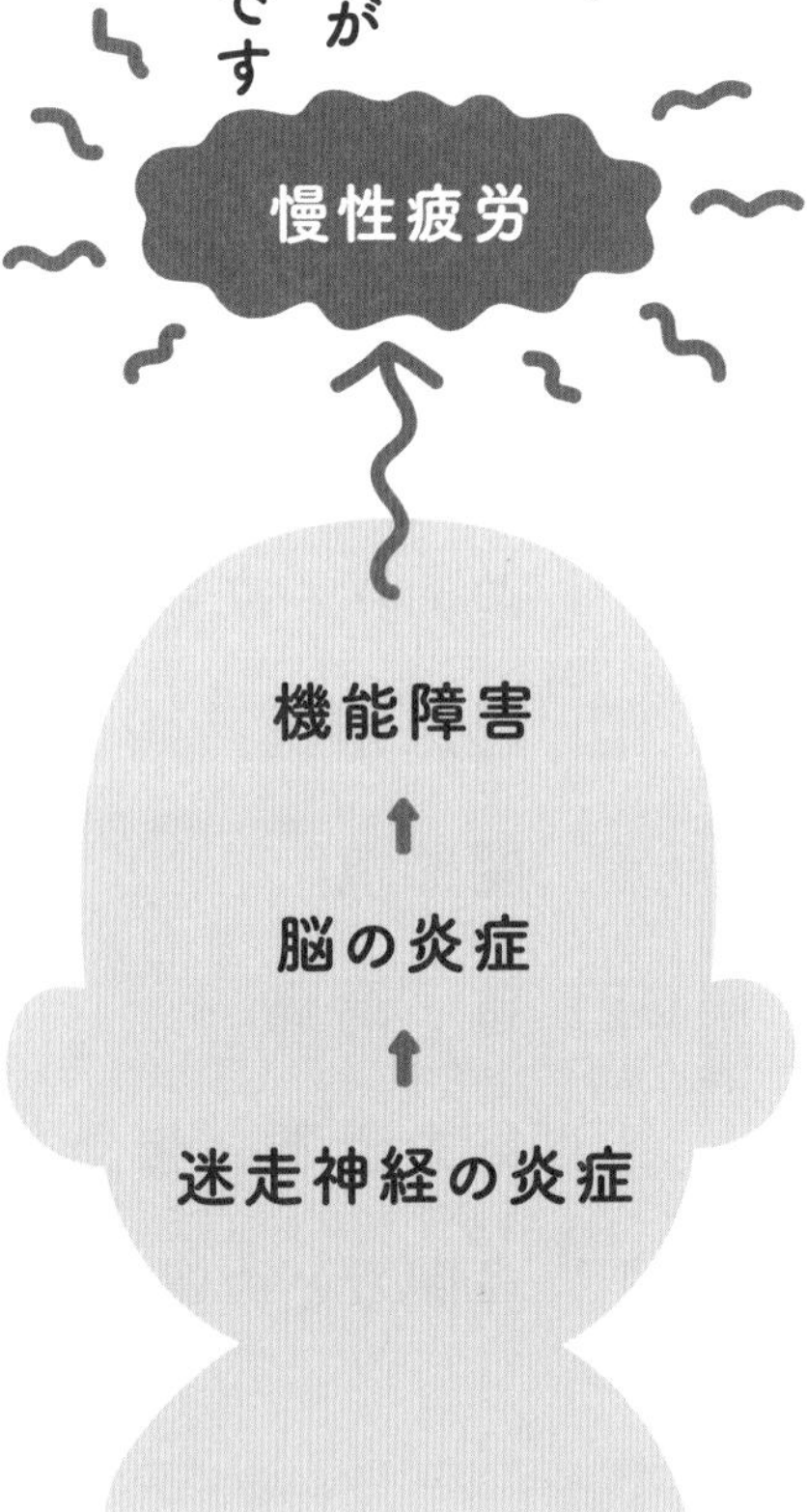

病気であれば、
その原因に対して
適切にアプローチをすることで、
つらい疲労感や倦怠感が
劇的に改善していきます

病気

気のせい　心の病

慢性疲労の直接的な原因は
脳の炎症、
迷走神経の炎症ですが、
そのおおもととなる原因は
鼻の奥にある上咽頭の
慢性的な炎症
「慢性上咽頭炎」です

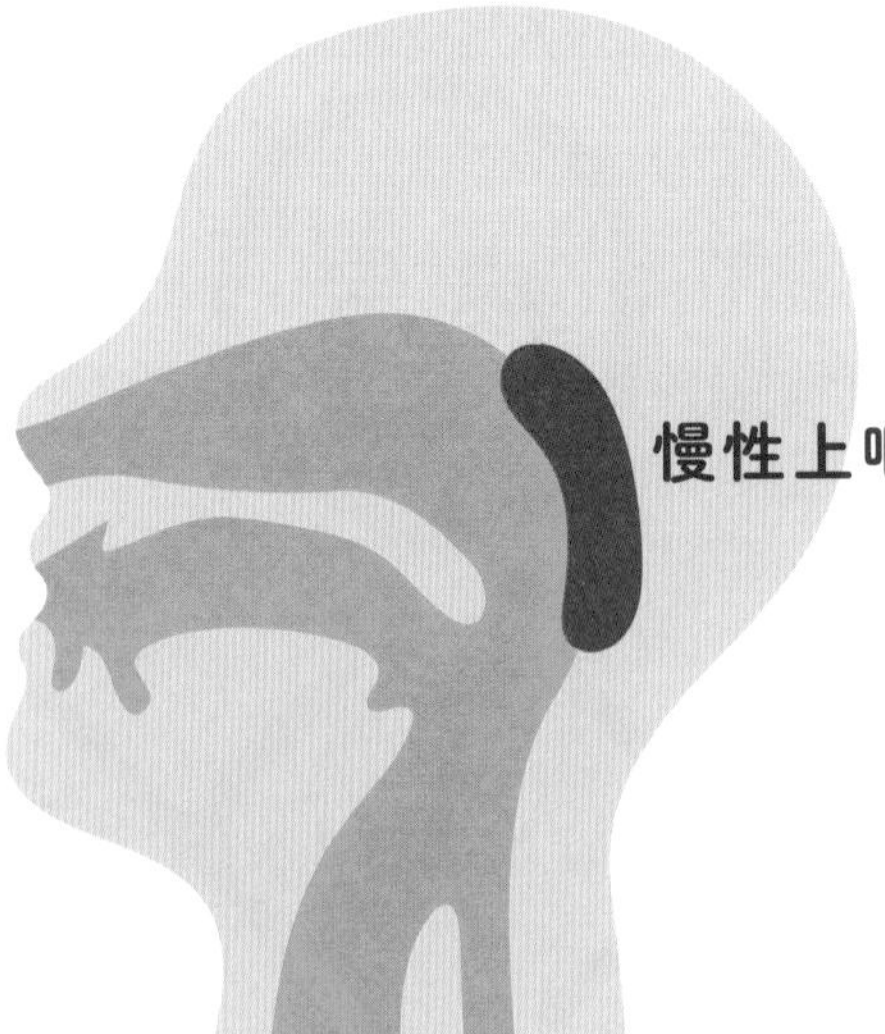

慢性上咽頭炎が
悪化することにより、
迷走神経の炎症、
脳の炎症が
起こり、
慢性疲労が
起こると考えられます

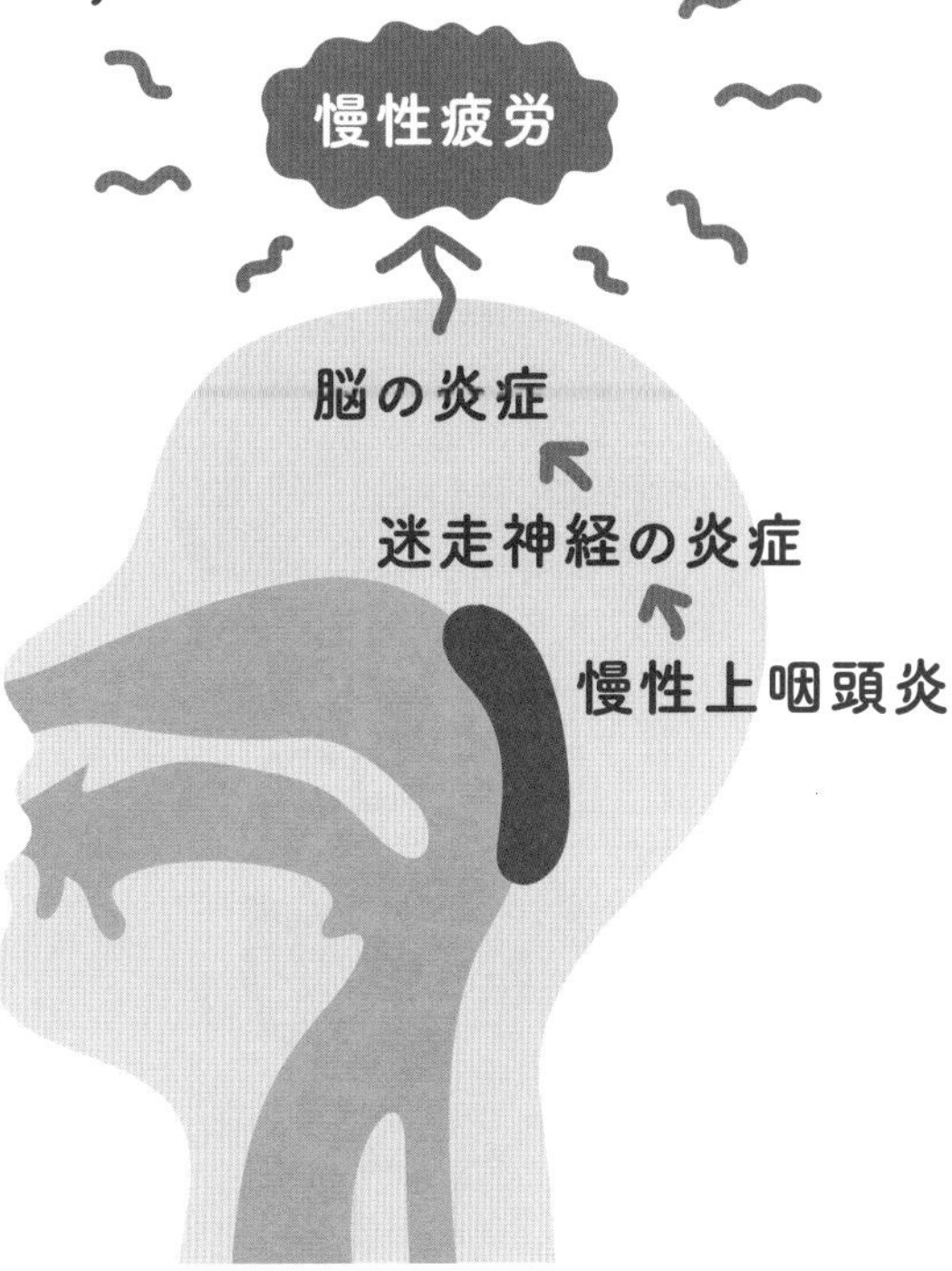

慢性上咽頭炎を治す一番の方法は
上咽頭擦過療法（EAT）です

とても痛い治療ですが、
とても効きます

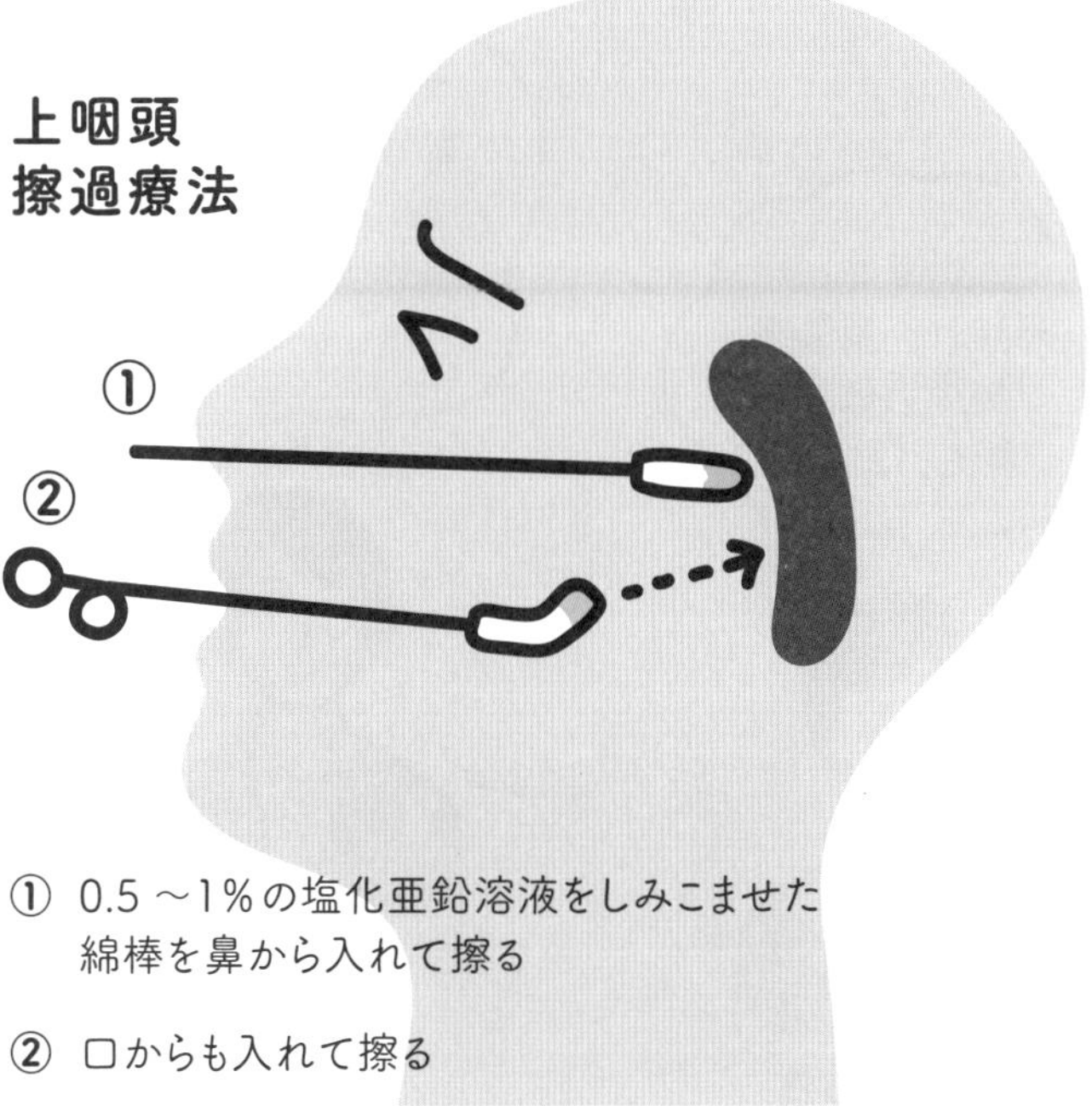

① 0.5 ～1％の塩化亜鉛溶液をしみこませた綿棒を鼻から入れて擦る

② 口からも入れて擦る

EATを行うことで、
多くの患者さんの
疲労感・倦怠感が
解消されていきます

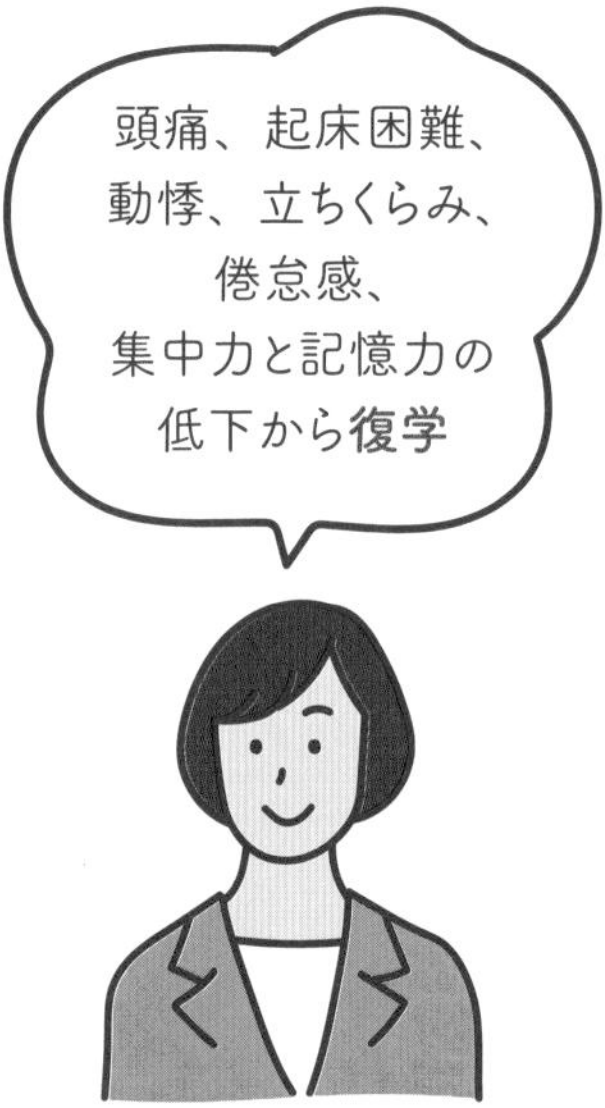
頭痛、起床困難、
動悸、立ちくらみ、
倦怠感、
集中力と記憶力の
低下から復学

18歳　女性

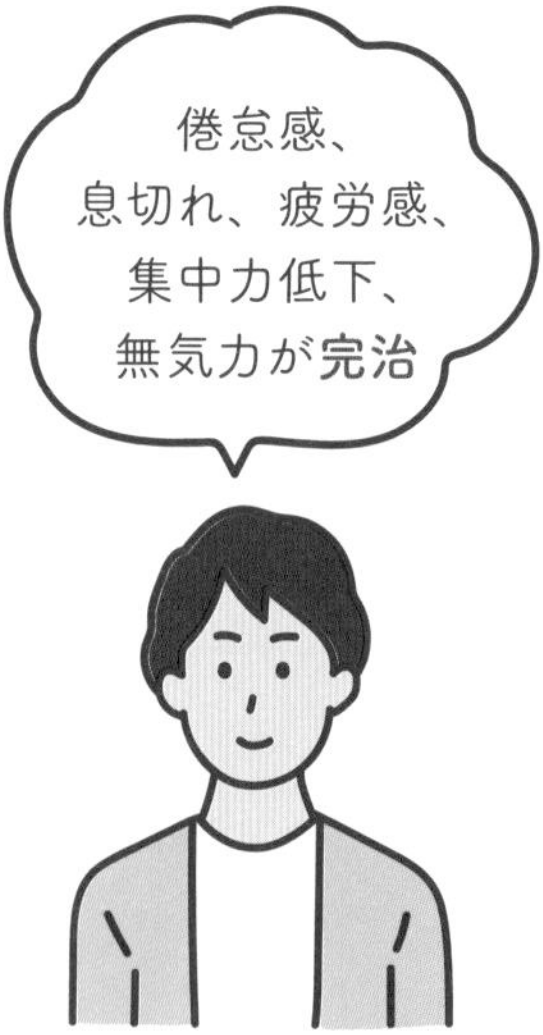
倦怠感、
息切れ、疲労感、
集中力低下、
無気力が完治

45歳、男性

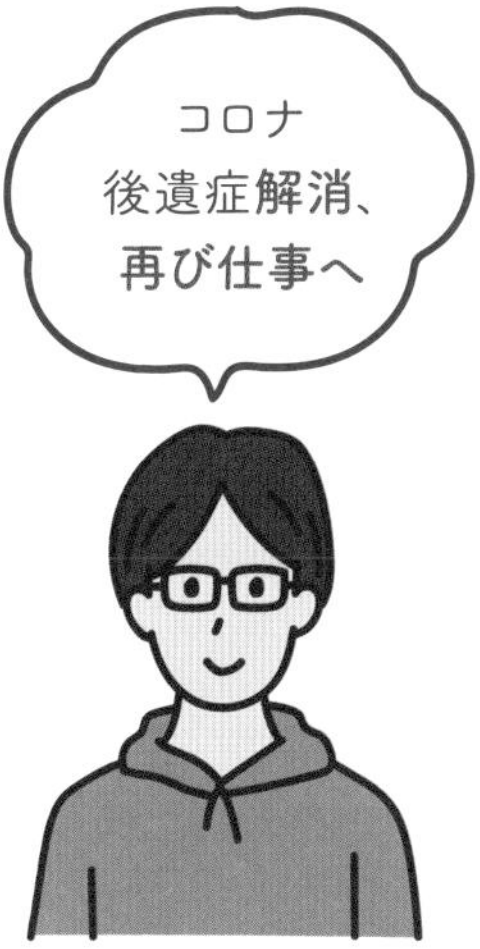
コロナ
後遺症解消、
再び仕事へ

28歳、男性

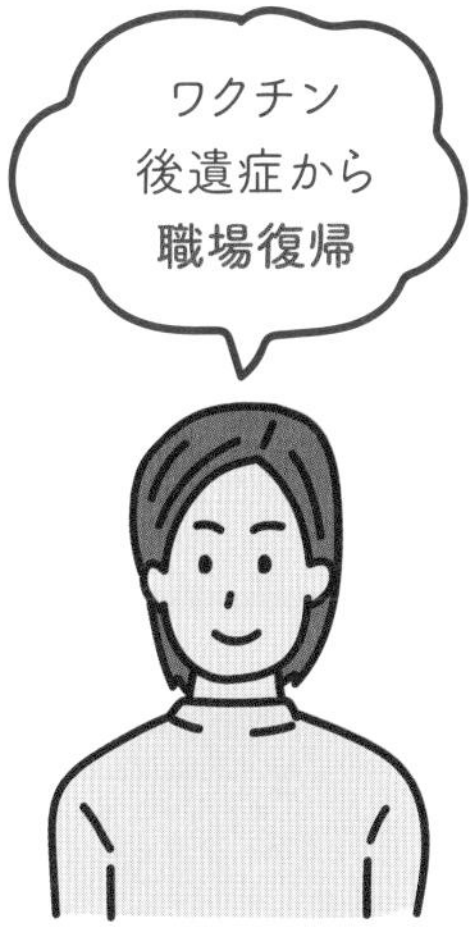
ワクチン
後遺症から
職場復帰

32歳、女性

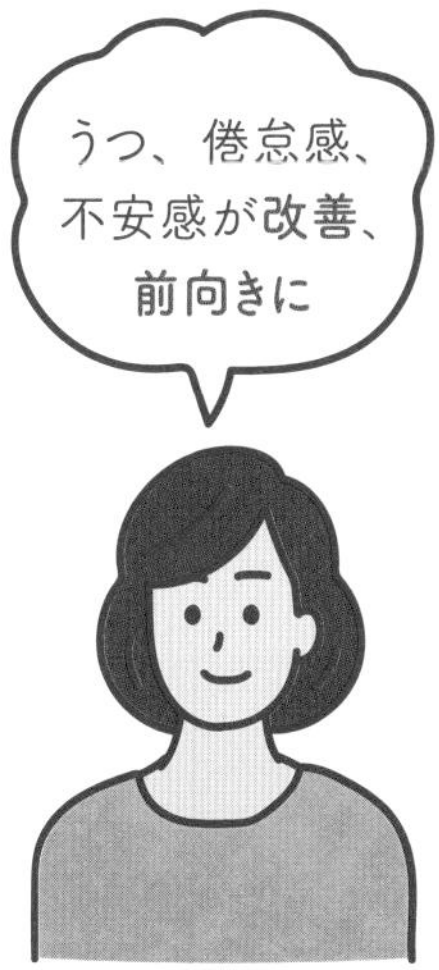
うつ、倦怠感、
不安感が改善、
前向きに

66歳、女性

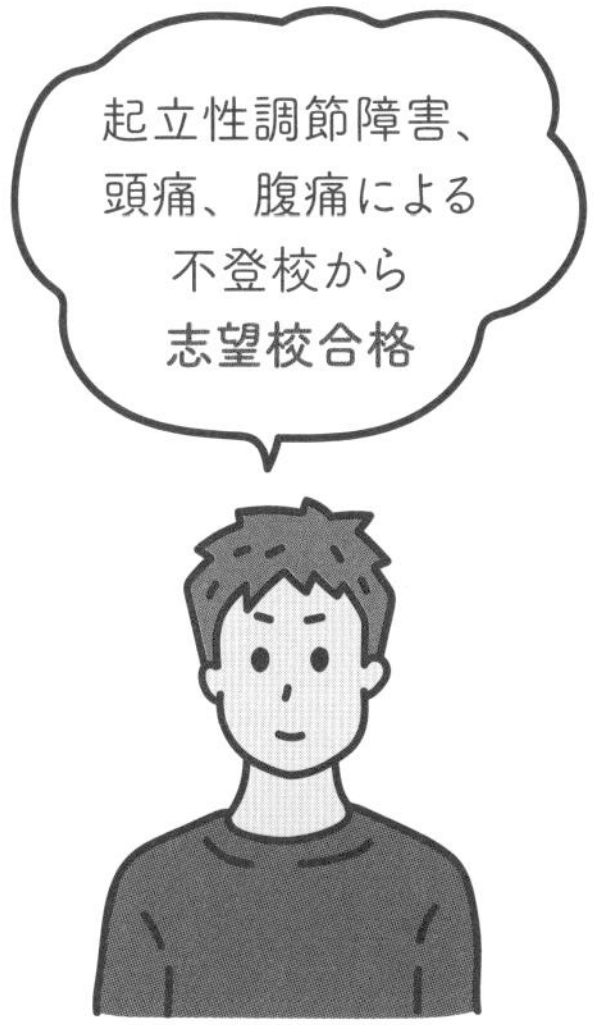
起立性調節障害、
頭痛、腹痛による
不登校から
志望校合格

14歳　男性

さらにEATと
並行して行うと
より効果的な
方法もあります

上咽頭洗浄

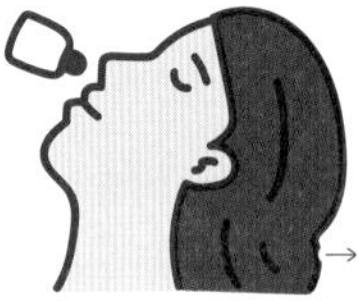

→p122

鼻うがい

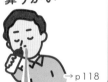

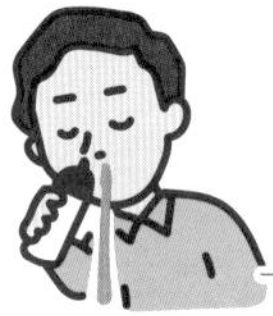

→p118

口とじテープ

→p130

かにゆで体操

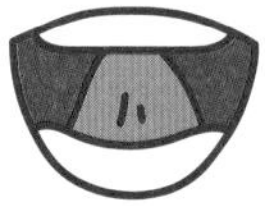

→p125

塩水療法

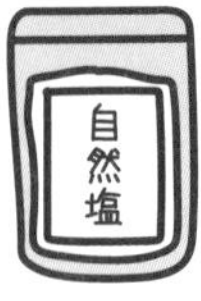

→p186

首湯たんぽ

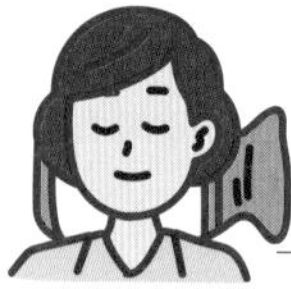

→p133

日常的な
セルフケアとして、
あるいは
EATの効果が
不十分だと
感じたとき、
取り入れると
おすすめです

強めのかっさ

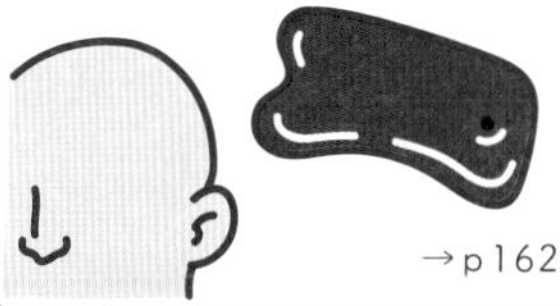

→p162

皮膚を刺激

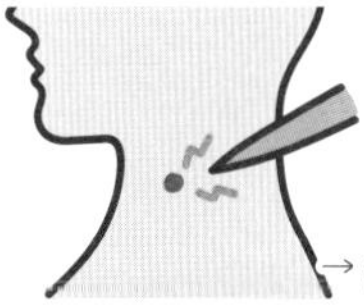

→p149

咬合治療で
舌ストレスの解消

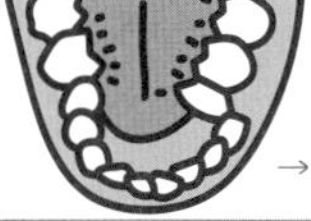

→p178

深部体温を上げる

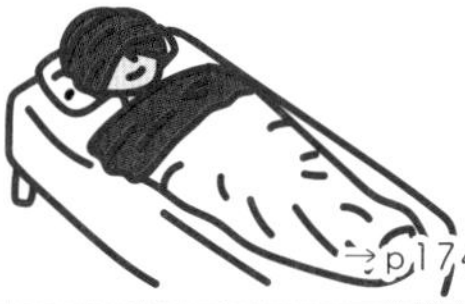

→p174

栄養補給

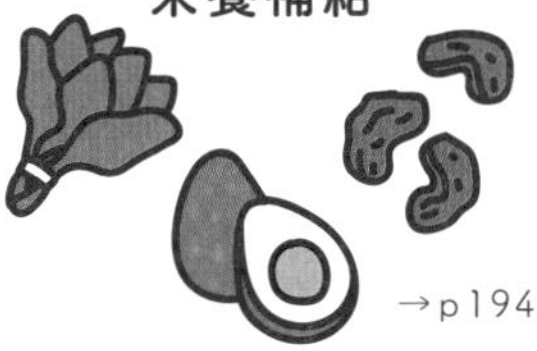

→p194

頭の鍼治療

→p142

慢性疲労は、
脳と迷走神経の
炎症による
細胞の機能異常が
回復すれば、
それだけで治る
病気です

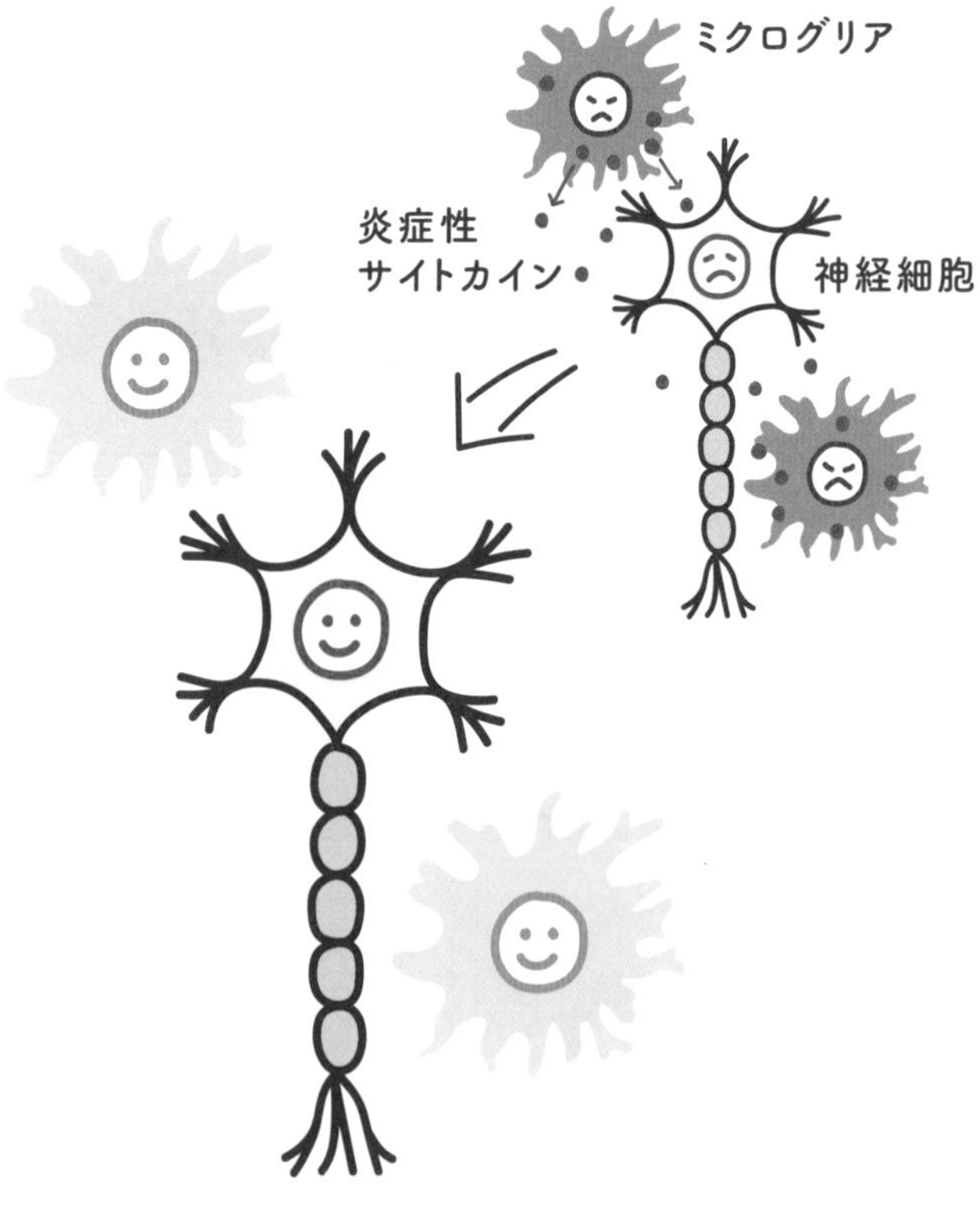

諦めずに
方策を探せば
必ず回復への道に
たどりつきます。
そのために必要な
考え方も
紹介します

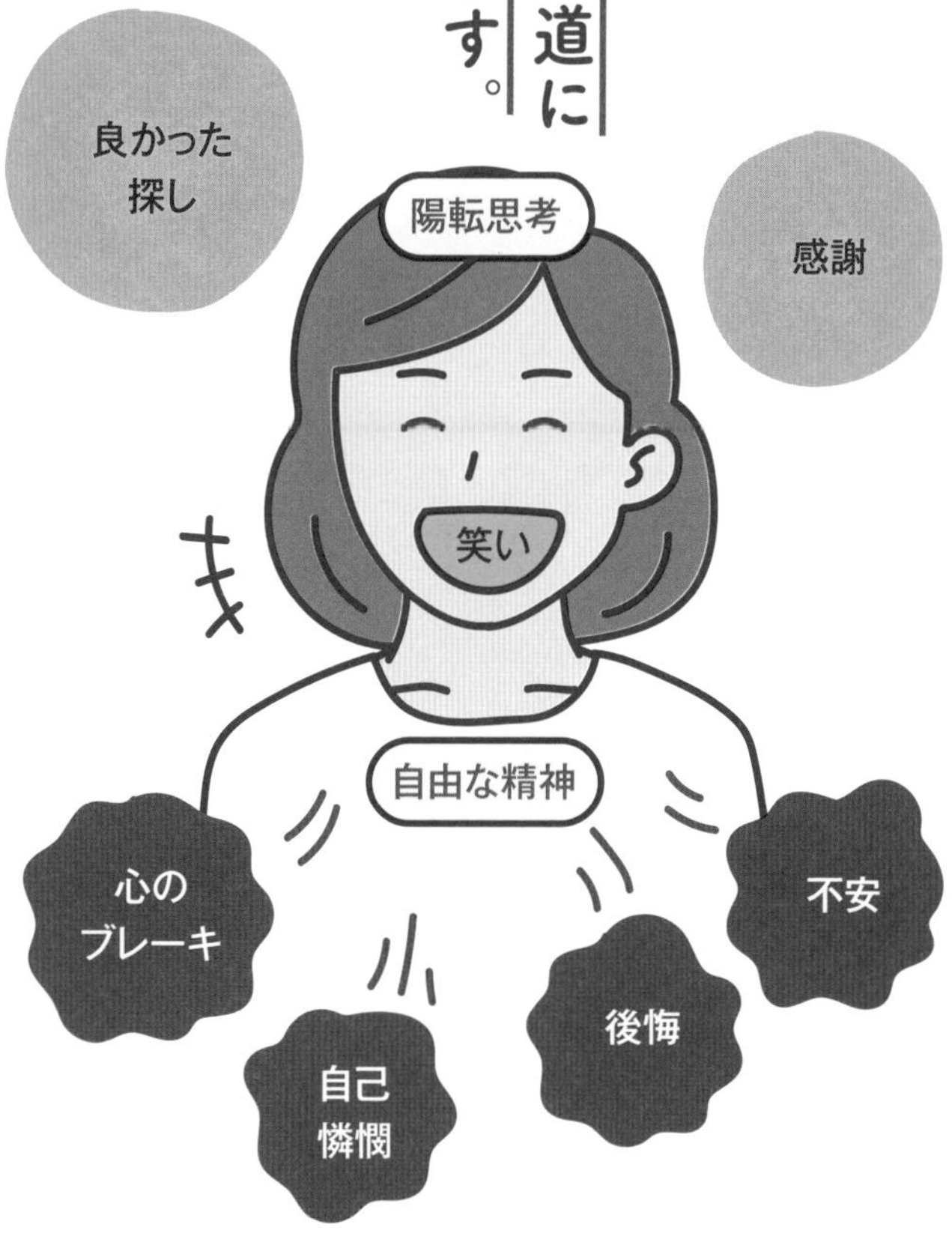

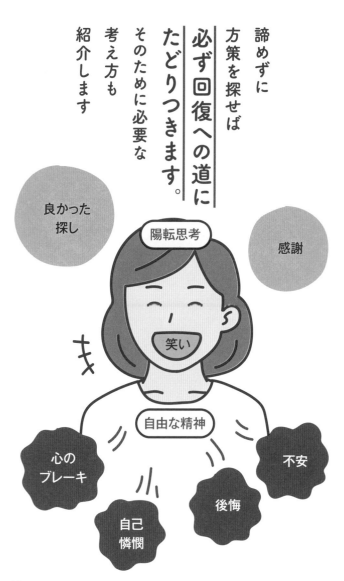

慢性疲労を治して
健康な毎日を
取り戻しましょう

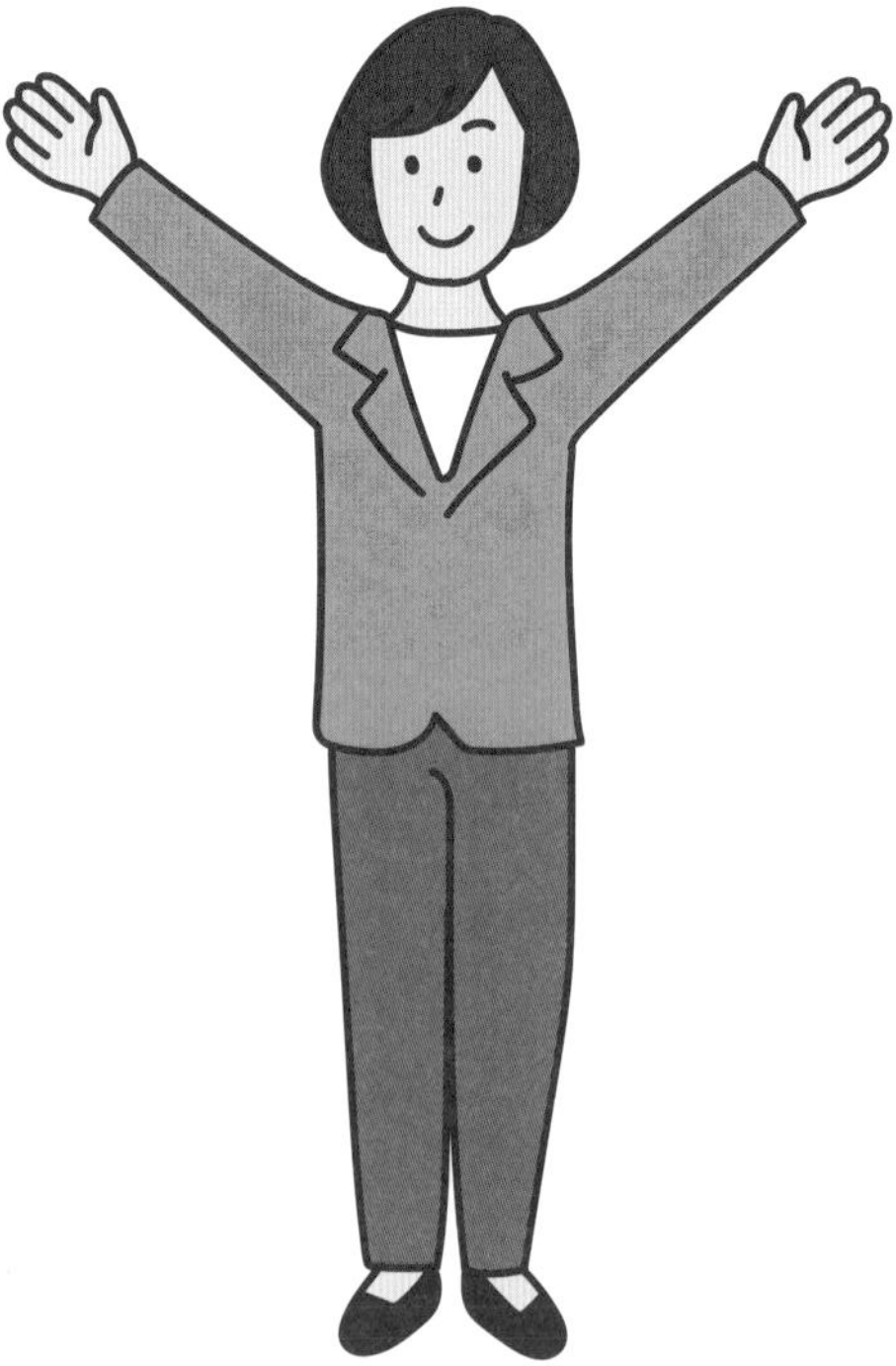

はじめに

●長引く疲労感は「脳の炎症」が原因だった

この本を手に取られた方は、ご自身が、あるいは、ご家族が**「疲労感」**や**「倦怠感」（だるさ）**でお悩みなのかもしれません。

日本でも多くの方を悩ませている病気の一つに**「慢性疲労症候群」**があります。慢性疲労症候群では、**日常生活が著しく損なわれるほどの強い全身倦怠感、慢性的な疲労感が休養しても回復せず、６カ月以上の長期にわたって続きます。**

慢性疲労症候群という診断はついていなくても、慢性的な疲労感・倦怠感に悩まされたり、家事や軽い労作《ろうさ》の後や、職場や家庭での些細な人間関係のストレスを受けたりした後に、強い疲労感が出て日常生活に支障をきたしている人は少なくありません。

2020年に新型コロナウイルス感染症のパンデミックが始まって間もなく、感染後に**長引く体調不良に苦しむ「コロナ後遺症」**が注目されるようになりました。

疲労感・倦怠感はコロナ後遺症における最も頻度が高い症状です。味覚障害や嗅覚障害などは通常の慢性疲労症候群ではほとんど認められませんが、「コロナ後遺症の中心となる症状は慢性疲労症候群そのものである」という見方も成り立ちます。

医学の世界では数年前まで慢性疲労症候群が注目されることはあまりありませんでした。ですが、コロナ後遺症が世界中で大きな問題になったことで「慢性疲労」に関する研究が一気に進みました。その成果の一つが疲労感の原因が脳の炎症であることの示唆でした。

●慢性疲労に効く「上咽頭擦過療法」

内科医である私は「コロナパンデミック」が始まる前から、慢性疲労症候群の患者さんが高度の**「慢性上咽頭炎」**を持っている頻度が高いことに気づき、慢性上咽頭炎に対する**「上咽頭擦過療法（EAT《イート》）」**を慢性疲労症候群の診療に取り入れてきました。

慢性上咽頭炎とは、鼻の奥の部位である上咽頭の慢性炎症です。そしてこの炎症がさまざまな身体の不調と密接にかかわっていると考えられており、近年注目を集めています。

私の専門は腎臓内科です。慢性疲労・倦怠感を訴えて最初から当院を受診する方はいません。多くの患者さんは、大学病院などで脳のMRIなどの検査を受けて異常がなく、心療内科などの診療科でさまざまな治療を受けても体調の改善がないために、ネットなどで調べて藁をもすがる思いで当院を訪れます。

EATは、のちほど詳しく説明しますが、薬液に浸した綿棒で上咽頭を擦る簡単な治療法で、炎症があれば痛みを伴います。慢性疲労症候群の患者さんは痛みに弱い方が多く、炎症がある程度おさまるまでの最初の数回のEATは、患者さんにとってつらいものとなります。しかし、治療の痛みのためにEATを中断する慢性疲労症候群の方はほとんどいません。

その理由は、**治療の痛みはありますが、最初の数回の治療でそれまで苦しんでいた症状の明らかな改善を実感し、EATの先に希望を見出すことができた**からです。

２０１１年９月に開業した私のクリニックでは12年間で４０００人あまりの慢性上咽頭炎の患者さんにEATを行ってきました。慢性上咽頭炎の約３分の１の患者さんには、人により程度の差はありますが、慢性的な疲労感・倦怠感の訴えがあります。

EATを繰り返し行うことで、このうち**約８割の患者さんは疲労感や倦怠感が消失するのです**。このような臨床経験から、私はEATが慢性疲労に有効な治療であることを確信しています。

EATには迷走神経を刺激して炎症を抑制する働きがあり、それが脳の炎症が原因である慢性疲労の症状改善に関連していることが考えられます。最近では発症のきっかけがはっきりしているコロナ感染後に生じたコロナ後遺症を含め、慢性疲労症候群にEATが有効な治療法であることを示唆する臨床研究論文も次々と報告されています（巻末参考文献１、２、３）。

Aさんは、18歳の高校生。新型コロナウイルスに感染するまでは、中学、高校と陸上部で活躍していました。1年前のコロナ感染後に頭痛、起床困難、動悸、立ち眩み、倦怠感、集中力と記憶力の低下が出現し、家で横になっていることが多くなり、登校がほとんどできない状態が続きました。小児科、脳神経内科でMRIなどの検査を受けましたが異常なく、何種類もの薬の投与を受けましたが症状はいっこうに改善せず、新聞の記事を読んだ父親の勧めで当院を受診しました。

初回の鼻からのEATで強い出血があり、激しい慢性上咽頭炎があることが確認されました。しかし、Aさんは治療直後にEATの痛みのために泣き出してしまいました。治療の痛みでEATがトラウマとなってしまうといけないので、よりつらい口からのEATはせずに、Aさんを説得して鼻からのEATのみを続けることにしました。痛みを伴った初回のEATでしたが、それまで一番つらかった頭痛がEAT後に消失したことを自覚したAさんが、2回目に受診したとき、**表情には笑顔がありました**。起床困難、立ち眩み、倦怠感などの症状もEATを繰り返すたびに改善し、**5回のEA**

Tで登校が可能となりました。

受験生であったAさんは高校に登校できるようになった後もEATを継続しました。その理由は、EATによって集中力が上がり、記憶力が前より良くなったことをAさん自身が自覚したからです。一時期はコロナ後遺症による体調不良のため不登校になったAさんでしたが、その後、都内の**志望大学に合格しEATは終了となりました。**

●「EATの8割の壁」を超えるために

慢性疲労・倦怠感を訴える患者さんの約8割は、AさんのようにEATで日常生活を取り戻すことができるようになるのですが、残念ながら、残りの2割では多少の改善はあるものの、日常生活に支障をきたすほどの疲労感・倦怠感が残ってしまいます。

私はこれを**「EATの8割の壁」**と呼んでいます。

2018年に刊行した拙著『つらい不調が続いたら慢性上咽頭炎を治しなさい』(あさ出版)はおかげさまで多くの方々に読んでいただき、2019年には日本口腔・咽頭科学会に上咽頭擦過療法検討委員会が開設され、２０２０年からコロナ後遺症の問題が話題となり、昨今、ＥＡＴが全国的に注目されるようになりました。

ＥＡＴは確かに効果のある治療ではありますが、８割の壁があり、慢性疲労・倦怠感で苦しむ患者さんの診療に携わる者としてこの壁を超えなければいけません。

このＥＡＴの８割の壁を超えるために、私はＥＡＴで改善効果が不十分な患者さんに、これまでＥＡＴと併用してさまざまな治療を試みてきました。

仙台在住のＢさんは、45歳、会社員。２０２０年初旬、まだ新型コロナウイルス感染症のパンデミックが起こる前に、１週間寝込む風邪をひきました（原因のウイルスや細菌は不明です）。風邪が軽快して会社に復帰しましたが、１週間後の勤務中に激しい倦怠感と息切れが出現し、その後も倦怠感と労作後の強い疲労感が続きました。

それに加えて、頭に霧がかかって集中力がなくなった状態（ブレインフォグ）と無気力が悪化して、とうとう通勤が困難となり休職状態になってしまいました。

体調不良の原因を調べるために医療機関を5施設受診し、さまざまな検査が実施されるも異常はなく、最終的には慢性疲労症候群の診断が下されました。主治医からは漢方薬などの薬を何種類か投与されましたが体調の改善がなく、本を読んでEATのことを知り、Bさんにとって6番目の医療機関として当院を受診されました。

診察室に入ったBさんは、ゆっくりと自力で歩くことができましたが、クリニックの駐車場から診療室までたどり着くのがやっとの状態でした。

診察したところ激しい慢性上咽頭炎があり、EATでかなりの出血を認めました。Bさんは出血とEATの痛みに驚きましたが、EAT直後にそれまであったブレインフォグが改善したことを自覚しました。

初回のEATで改善を自覚したBさんは希望を見出し、週に一度のEATを継続しました。倦怠感と疲労感もEATを繰り返すうちに徐々に改善していきました。しかし、夫婦喧嘩や体調が良くて調子に乗って散歩をした後など、些細なきっかけで突然、動悸と倦怠感、疲労感がぶり返すことが何度もありました。

そこで1年経過した時点から、ＥＡＴに加えて、とがった金属棒で頭部と頸部を刺激する**「チクチク療法」**を開始しました。またご自身には、自然塩を溶かした塩水を飲む**「塩水療法」**を実施していただくことにしました。
その結果、ぶり返す**悪化の頻度が減り、程度も軽くなっていきました。**そして、ＥＡＴを開始して1年半後、Ｂさんはようやく**完治の状態に至りました。**

本書では、**ＥＡＴに加え、このような慢性疲労に対して効果が見込める、さまざまな治療法およびセルフケア**について、そのメカニズムと具体的な方法を解説いたします。これらの方法は、うまく活用することにより、**ＥＡＴとの相乗効果が得られ、「8割の壁」を超える**のにおおいに役立つことでしょう。

皆様が**「慢性疲労」から解放される日を迎えるきっかけ**としていただければ、うれしく思います。

医師・医学博士　堀田　修

※慢性疲労の患者さんは、文字を読むこと自体に疲労感を覚えることが少なくありません。その場合、まずは本書のダイジェストであるカラーページと、治療法やセルフケアについて述べた第2章から読み進め実践していただき、その後、慢性疲労の原因等についてまとめた第1章、慢性疲労から解放された患者さんの事例をまとめた第3章をお読みになるとよいでしょう。

いつまでも消えないつらい疲れ・だるさの正体 慢性疲労を治す本――もくじ

はじめに……17

第1章

いつまでも消えない慢性疲労の正体

コロナ後遺症が慢性疲労をつくる……32
ワクチン接種後症候群が慢性疲労をつくる……67
筋痛性脳脊髄炎／慢性疲労症候群（ME／CFS）が慢性疲労をつくる……75
慢性上咽頭炎関連・機能性身体症候群が慢性疲労をつくる……87

第2章

慢性疲労の治し方――治療法とセルフケア

複数の治療法とセルフケアを組み合わせる……92
上咽頭擦過療法（EAT）を行う……101
セルフケアの基本「鼻うがい」を行う……118
上咽頭をピンポイントで洗浄する……122
「かにゆで体操」で鼻呼吸を習慣にする……125
口とじテープで就寝中の口呼吸対策を行う……130
首湯たんぽで副交感神経をケアする……133
神経系のエネルギーの滞りを改善する……137
頭部に鍼治療を行う……142

皮膚に刺激を与えて自律神経を整える……149
「かっさ」を使って血液の流れを改善する……162
「和温療法」で副交感神経レベルを高める……174
咬み合わせ治療で舌のストレスを取り除く……178
ミネラル入りの塩水で血液循環を改善する……186
食材などで亜鉛、マグネシウムとビタミンDを補う……194
堀田流「陽転思考」のすすめ……197

第3章 つらい慢性疲労から解放された

ワクチン接種後症候群から職場に復帰できた……218

ＨＰＶワクチン接種後の体調不良から復学を果たす……220
体位性頻脈症候群（ＰＯＴＳ）とコロナ後遺症が解消。再び仕事へ……223
起立性調節障害、頭痛、腹痛による不登校から見事に志望校合格……225
うつ、倦怠感、不安感が改善。前向きになれた……227

おわりに……229

上咽頭擦過療法（ＥＡＴ）実施医療機関一覧……236
参考文献・書籍……237

本文デザイン・図版・イラスト　ナカミツデザイン

第1章

いつまでも消えない慢性疲労の正体

コロナ後遺症が慢性疲労をつくる

●「コロナパンデミック」の残念な副産物

世界中で猛威を振るった新型コロナウイルス感染症。新しい変異ウイルス株が流行するたびに感染者数は増加しましたが、その一方でウイルスそのものによる肺炎などの重症化率は低くなっていきました。

2020年に「コロナパンデミック」が始まって以来、その残念な副産物ともいうべき深刻な現象が二つ生じました。

一つ目はメディアではあまり取り上げられませんが、死者数が例年の水準をどれだけ上回ったかを示す「超過死亡数」の増加が2021年から世界中で顕著になった事実です。この超過死亡数はコロナによる死亡数を大きく上回ります。例えば、わが国における2022年1年間の超過死亡数は11万3000人でした。一方、コロナ死亡数は3万9000人。コロナ禍での生活制限の影響やワクチン接種の影響なども指摘されていますが、その原因はまだ解明されていません。

そして、もう一つは**「コロナ後遺症」（long COVID）**です。コロナ感染による感冒（風邪）症状が治った1年後も体調不良に苦しむ患者さんがコロナ感染者の2割くらいいるという調査報告もあります。コロナ後遺症はメディアでも頻繁に取り上げられ、世界中で注目される現象となりました。代表的な症状は**倦怠感、疲労感、めまい、ブレインフォグ（頭の中に霧がかかった感じ。集中力や記憶力の低下）、頭痛**などで、これは以前より知られていた「慢性疲労症候群」の症状とよく似ています。

●コロナ後遺症は「迷走神経の炎症」が原因

コロナ後遺症は世界中で多くの研究者が関心を抱き、そして先進国では莫大な予算が費やされ、そのメカニズムを解明すべく、わずか数年の間におびただしい数の研究が行われてきました。

そして、コロナ後遺症の中心的症状である疲労感の原因が**「脳の炎症」**であることが、これまでの研究でかなりの程度、明らかになったのです。この「脳の炎症」を含めた、コロナ後遺症が発症するメカニズムについては、主に以下の原因があるとされています（文献４）。

①ウイルスの持続感染
②腸内の微生物環境の異常
③自己免疫機序の誘導（自分の体の細胞を攻撃する抗体がつくられる）
④微小血栓の形成（細い血管で小さい血栓がつくられる）
⑤迷走神経の異常（炎症）

その中で、私がこれまで多くの患者さんの診療を通して、コロナ後遺症の中心的役割を果たしていると実感するのが、ウイルス感染によって引き起こされる**「迷走神経**

の炎症」です。実際、コロナ後遺症の患者さんでは頸部の迷走神経が炎症のために肥《ひ》厚《こう》していることがエコー検査で確認されています（文献5）。

迷走神経は自律神経のうち副交感神経の約8割を占める、全身に分布する重要な神経です。迷走神経が炎症を起こすと副交感神経と交感神経とのバランスが崩れてしまい、体にさまざまな異常をきたします。

迷走神経は副交感神経として呼吸、心拍、消化管運動などにかかわっているため、迷走神経が炎症を起こすと、**呼吸困難、動悸、胃もたれ、下痢、便秘、腹痛**などの症状が現れます。

また、延髄の孤束核《こそくかく》に向かう迷走神経（求心性迷走神経）が炎症を起こすと、延髄からさらに大脳の視床下部や大脳辺縁系にまで炎症が広がり（「脳の炎症」です）、その結果として**めまいなどの自律神経系の障害や頭痛、倦怠感、疲労感、集中力の低下、記憶力の低下**などの身体症状を引き起こします。

●うつと疲労感の原因も脳の炎症

コロナパンデミックが起きる前からすでに、うつの原因は「脳の炎症」であるという説がありましたが、コロナ後遺症の研究によって、うつや疲労感の原因が「脳の炎症」にある可能性が高いことが判明してきました。

脳の炎症といっても新型コロナウイルスが脳で増殖しているわけではありません。脳には「神経細胞（ニューロン）」と「グリア細胞」の2種類の細胞があり、グリア細胞の数は神経細胞の10倍以上あるとされています。

脳の主役は神経細胞ですが、その働きを支えるのがグリア細胞で、脳内環境の維持にグリア細胞は重要な役割をはたしています。また、グリア細胞が神経細胞のサポートだけでなく、神経伝達や血流制御といった脳機能に直接かかわっていることも最近の研究で明らかになっています。

グリア細胞には何種類かの細胞がありますが、脳の免疫細胞として、脳における神経伝達の異常を常に監視しているのが「ミクログリア」です。発生学的にミクログリア以外のグリア細胞は神経細胞と同じく外胚葉由来ですが、ミクログリアは免疫細胞のマクロファージと同じく中胚葉由来です。

「炎症」というと好中球やリンパ球などの白血球が浸潤《しんじゅん》して細胞を破壊してしまうイメージが浮かぶと思いますが、うつや疲労感のもとになる「脳の炎症」は神経細胞そのものの炎症ではなく、神経細胞の周囲で脳の免疫細胞として働くミクログリアが活性化して、TNF-αやIL-6などの炎症性サイトカインや活性酸素を放出している状態を指します。

つまり、うつや疲労感の原因となる「脳の炎症」とはミクログリアが活性化されて炎症状態となり、その結果として、神経細胞を取り巻く環境に異変が起こり、神経細胞が機能異常に陥った状態なのです。

「脳の炎症」といっても日本脳炎などのように脳の神経細胞そのものが炎症で変性や壊死を起こすわけではないため、**神経細胞の環境が改善されれば、神経細胞の機能異常も回復する**わけです。これは、コロナ後遺症で歩くことすらできなくなった患者さんが、上咽頭擦過療法（EAT）などの治療により、神経学的な障害を何も残さずに治る事実とも一致します。

●迷走神経とは

新型コロナウイルス感染で生じた炎症が迷走神経という導火線を伝って延髄の孤束核にたどり着き、さらにその先の脳の炎症を引き起こすと述べました。

ここでのポイントは迷走神経です。少し専門的な内容ですから、ここから先は興味のある方以外、次項まで読み飛ばしていただいても結構です。

迷走神経は十二対ある脳神経の10番目の脳神経で、主に副交感神経系に属します。下部脳幹の延髄から出て、頭蓋内だけでなく頚静脈孔から頭蓋を出て食道に沿って枝を出しながら走り、胸腔に入り心臓や気管支などの胸腔内の臓器に枝を送ったりします。また反回神経といって、再び上行して口や喉の奥の多くの筋肉や声帯などに枝を送る神経を分枝した後、食道裂孔から腹腔へ入ります。そして、胃、十二指腸、横行

脳の炎症がコロナ後遺症をつくる

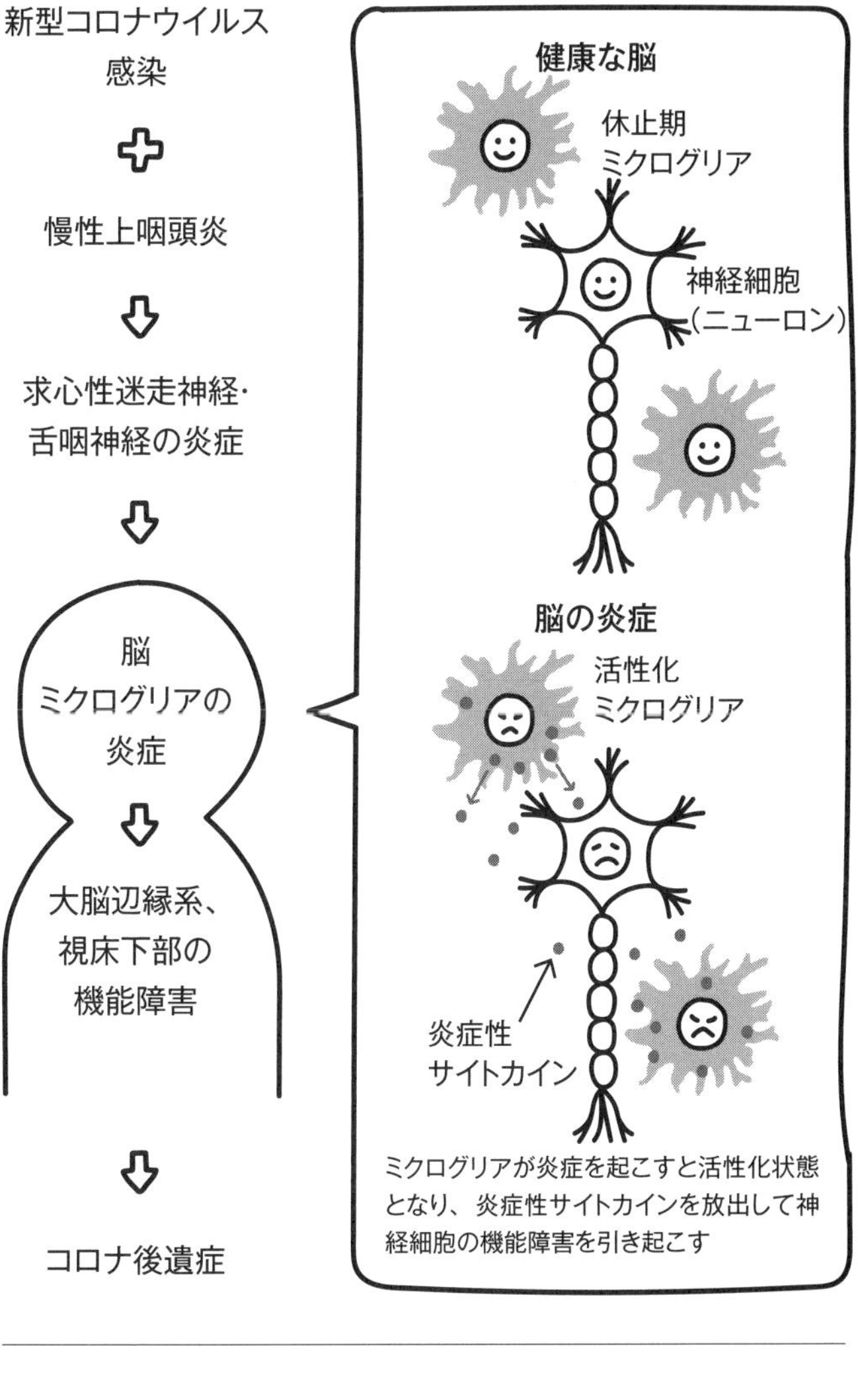
新型コロナウイルス
感染
慢性上咽頭炎
求心性迷走神経・
舌咽神経の炎症
脳
ミクログリアの
炎症
大脳辺縁系、
視床下部の
機能障害
コロナ後遺症
健康な脳
休止期
ミクログリア
神経細胞
(ニューロン)
脳の炎症
活性化
ミクログリア
炎症性
サイトカイン
ミクログリアが炎症を起こすと活性化状態となり、炎症性サイトカインを放出して神経細胞の機能障害を引き起こす

結腸さらには肝臓や腎臓など腹腔内の臓器に神経を送っています。

この神経の役割は、頭の領域では外耳の感覚、咽頭の一部や喉頭の感覚、発声や嚥下にかかわる筋肉の運動などです。そして、この神経の重要な役割は、頭蓋の外に出てから腹部まで長い距離を走り、自律神経のうちの副交感神経として働くことです。

具体的には胸部では心拍数を落としたり、気管支を収縮させて呼吸や循環の調節に関与し、また腹部では胃や腸、肝臓や腎臓といった重要な臓器の内臓の感覚を伝え、胃腸の蠕動《せんどう》を起こさせる平滑筋の運動神経としても働いています。つまり、**迷走神経は単に一つの脳神経というよりは、人が生きていくうえで最も重要な神経なのです。**

まとめると、迷走神経は脳から出た後、全身にその枝を巡らせて、副交感神経として心臓、肺、胃、腸など全身のほぼすべての臓器の働きを支配している、とても重要な神経です。その迷走神経に炎症が起これば大変なことになるのは、皆様も容易に想像できるでしょう。

迷走神経の働きが全身に影響を及ぼす

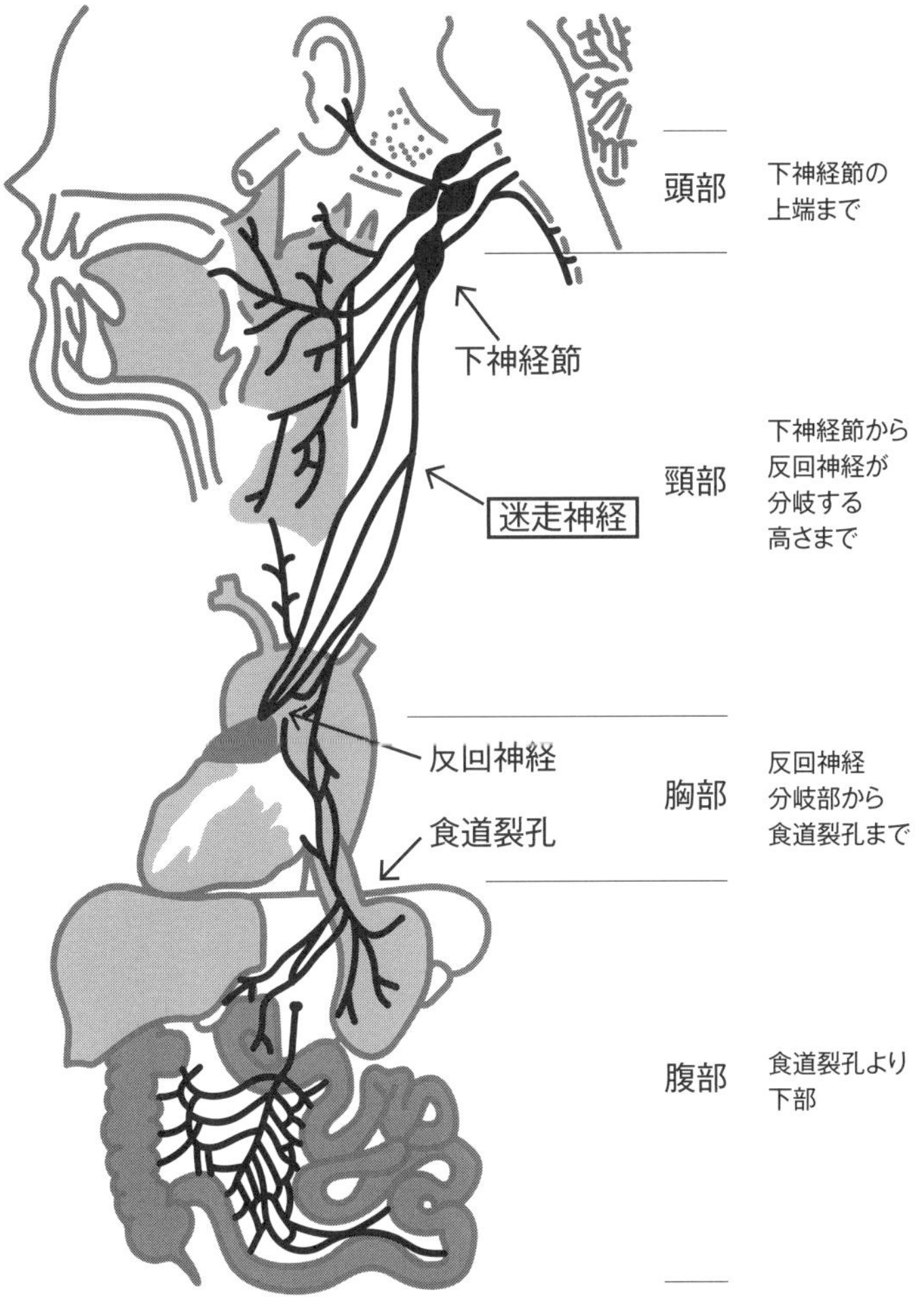

迷走神経が副交感神経の8割を占める

●上咽頭は迷走神経炎症の震源地

では、新型コロナウイルスの感染によって迷走神経の炎症が始まる、つまり「火種」がつくられている体の場所はどこでしょうか？

①コロナ感染で炎症が生じる場所
②迷走神経が分布している場所

この二つを満たすことが条件です。
そして、その場所こそが**「上咽頭」**なのです。

鼻の奥で両側の鼻腔から入った空気が合流し、肺に向かって下方に方向を変える上咽頭は細い毛が生えた繊毛上皮《せんもうじょうひ》で覆われており、ウイルス、細菌、粉塵などが付着しやすい場所です。

「鼻風邪」の原因であるライノウイルスと並ぶ「ウイルス性感冒」を引き起こす二大

ウイルスとして、従来型のコロナウイルスは「のど風邪」の原因ウイルスとして以前より知られていました。

のど風邪はウイルスが上咽頭に感染することで生じます。新型コロナウイルスも変異を重ね、オミクロン株になってからは従来の「のど風邪」ウイルスの特徴が強くなり、重症なウイルス性肺炎を起こすようなケースはほとんどなくなりました。

「のど風邪」ウイルスの主な感染部位は、口をア～ンと開けたときに奥に見える中咽頭ではなく、鼻の奥で外からは見えない上咽頭です。この部位は迷走神経と咽頭（のど）に主に分布する舌咽神経も分布しているため、鼻の奥の炎症を脳が勘違いを起こして「のどからの痛み」と感じるのです。

なお、上咽頭に迷走神経とともに分布している舌咽神経は、迷走神経と同様に感覚神経としてのシグナルが延髄の孤束核に伝達されるため、上咽頭に分布する舌咽神経の末端で生じた炎症刺激も迷走神経と同じ経路で、まずは孤束核に伝わります。つまり、**上咽頭で生じた火種が迷走神経・舌咽神経という導火線を伝わり、延髄や大脳に**

到達して「脳の炎症」を引き起こしてしまうわけです。

●しゃっくりと迷走神経

上咽頭に迷走神経が分布していることを実感する出来事を、しゃっくりを例にとって説明しましょう。

しゃっくりは肺の下にある横隔膜が不随意（意志でコントロール不能）のけいれんを起こすことで生じます。横隔膜のけいれんが起こると、同時に声帯の筋肉もキュッと閉じます。すると息の通る管が狭くなるので、普段以上に体は息を吸いこもうとして、しゃっくり特有の「ヒック」という音が出るわけです。

しゃっくりの原因にはいろいろなものがありますが、舌咽神経ならびに迷走神経の異常刺激はその一つとされています。そして迷走神経と舌咽神経が豊富に分布している上咽頭での炎症による両神経への刺激は、しゃっくりの原因となります。

上咽頭の炎症や逆流した胃酸など、上咽頭粘膜へのさまざまな刺激が、感覚神経である迷走神経と舌咽神経を介して延髄内の吃逆《きつぎゃく》中枢に伝えられ、次に中枢からの反射としてのシグナルが末梢に向かう横隔神経と迷走神経を経由して横隔膜やのどに伝達され、吸気運動である横隔膜の収縮と声門閉鎖運動が同期し、しゃっくりが起きます。

つまり、しゃっくりは「上咽頭への刺激が引き起こす吸気系の反射運動」という場合があるわけです。

●10秒でしゃっくりを止める方法

しゃっくりを止めるさまざまな民間療法を読者の皆さんも試された経験があると思います。急に驚かせる。難しい質問をしてしゃっくりから注意をそらせる。逆にしゃっくりに意識を集中させて息を止めておく、ご飯を丸飲みにして息を止める。下を向いて冷たい水を飲む。どんぶりに張った水を下を向いて飲む等々。

ただ、これらは時として有効ではありますが、どれも確実な効果が期待できるほどのものではありません。

医学的には迷走神経を刺激することがしゃっくりを止めるのに有効だとされています。つまり迷走神経の異常刺激で生じているしゃっくりを、人為的な迷走神経刺激によりリセットするわけです。息を止めて冷水を飲む。指で舌を引っ張る。目や耳を擦る。深呼吸する。両方の指を耳の穴に入れて30~60秒間、強めに押さえるなどです。最後の方法については、迷走神経は外耳道にも分枝を出しており、その神経を迷走神経の耳介枝《じかいし》（アーノルド神経）と言いますが、指を耳の穴に入れることでこの神経を刺激することができるわけです。しゃっくりは迷走神経の刺激によって生じ、迷走神経の刺激によっておさまるのです。

このようにさまざまな方法がありますが、しゃっくりを10秒で止める方法があります。それは耳鼻科用の鼻綿棒を鼻孔から鼻奥に挿入して、約10秒間、綿棒の先端を上咽頭の後ろの壁に強く押し付ける方法です。これを、1~3回繰り返すうちにほとんどのしゃっくりは即座に止まります。鼻綿棒による迷走神経刺激がしゃっくりを止めるのです。上咽頭はまさに迷走神経の巣窟《そうくつ》なのです。

耳鼻科用鼻綿棒でしゃっくりを止める方法

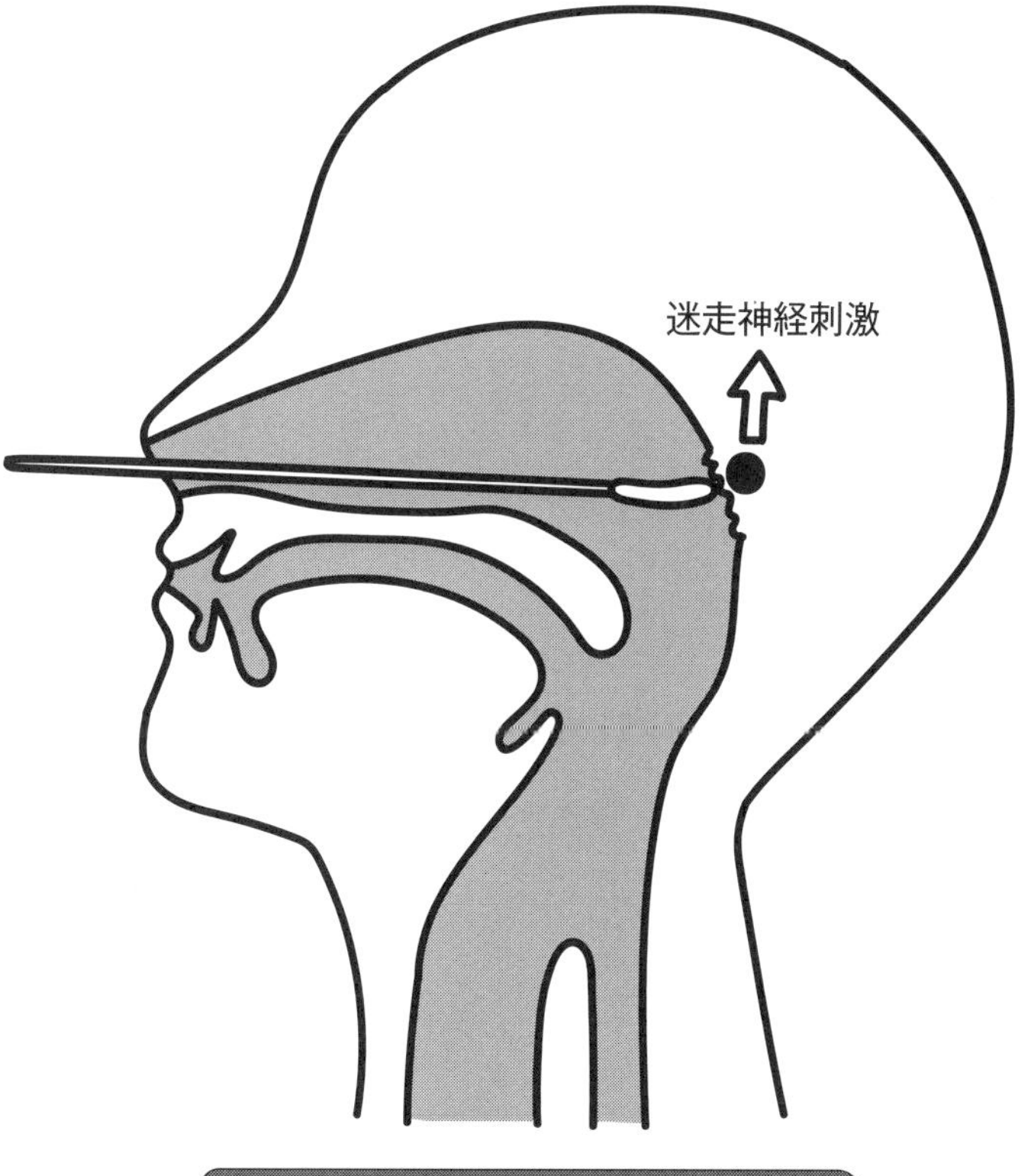
迷走神経刺激
綿棒を上咽頭壁に押しつけると
即効でしゃっくりが止まる

コロナウイルスが大好きな場所である上咽頭には、迷走神経が豊富にあるとおわかりいただけたことでしょう。つまり、**コロナ後遺症の始まりは上咽頭の感染、言い換えると「上咽頭の迷走神経の感染（炎症）」なのです。**

●新型コロナ感染でしゃっくりが止まらなくなった

私は子どもの頃からしばしばしゃっくりに悩まされてきました。一度しゃっくりが出始めるとなかなか止まりません。しかし、15年ほど前に上咽頭擦過療法（ＥＡＴ）を鼻から実施すると、即座にしゃっくりが止まることに気づきました。それ以来、しゃっくりは出てもすぐ止めることができるようになったので、しゃっくりで困ることはなくなりました。

しかし、あるときピンチに陥りました。２０２３年8月、新型コロナに罹患したのです。高熱は二日ほどで解熱して感冒症状も軽症ですみましたが、私をひどく悩ませた症状、それが発症二日目から始まったしゃっくりでした。

いつもの通り、鼻からＥＡＴを行いましたが、しゃっくりが止まりません。それまで確実と思っていた対処法が歯が立たないのです。ＥＡＴ以外のさまざまな方法も試しましたが、すべて効果なし。しゃっくりが5秒ごとに昼夜続き、一日のうちでしゃっくりがないのは3時間程度。その状態が三日間続き、心身ともに衰弱してしまいました。

ところが、四日目の朝、あまり期待せず、鼻からのＥＡＴを行ったところしゃっくりがピタッと止まり、喜びの朝となりました。

いつもならしゃっくりにすぐに効くＥＡＴが、なぜ三日間も効かなかったのでしょうか？　おそらくそれはこの間、迷走神経の炎症が強すぎて、ＥＡＴで上咽頭の迷走神経を刺激しても、それを脳（延髄）に伝達させることができなかったためと私は考えています。迷走神経の炎症は実に手強いのです。

●コロナ後遺症の症状とは

ここでコロナ後遺症の症状をまとめます。

新型コロナウイルス感染症の流行が始まった初期、武漢株の頃は、コロナ後遺症の患者さんの頻度は感染者の半数近くと高頻度でしたが、変異を繰り返すたびにその割合が減少し、オミクロン株では10％から20％の患者さんがコロナ後遺症を発症すると報告されています。

コロナ後遺症では実にさまざまな症状が認められますが、中でも**倦怠感、疲労感、頭痛、ブレインフォグ、気分の落ち込み**は特に頻度の高い症状です。頭痛、めまい、不随意運動などの症状のため脳の異常が疑われて、頭部のＭＲＩやＣＴ検査がしばしば実施されますが、異常を認めるケースはほとんどありません。血液検査でもやはり異常がないことが多いのですが、一方で、**亜鉛欠乏**の患者さんが少なくありません。私のクリニックを受診したコロナ後遺症の患者さんの約4分の3が亜鉛欠乏の状態でした。体の亜鉛不足は、**味覚・嗅覚障害や皮膚炎、口内炎、脱毛、性機能障害**など、さまざまな症状を引き起こすとされています。

このように症状は多彩ですが、嗅覚・味覚障害を除けば、コロナ後遺症は、

①頭痛、咳、痰、咽頭痛などの慢性上咽頭炎の炎症そのものによる症状

コロナ後遺症の主な症状

全身症状

●倦怠感　●易疲労感　●関節痛　●筋肉痛
●脱力感　●不随意運動　●しびれ

呼吸器症状

●咳　●喀痰　●息切れ　●胸痛

精神・神経症状

●記憶障害　●集中力低下（ブレインフォグ）　●不眠
●頭痛　●抑うつ・不安　●めまい　●起床困難
●起立性調節障害

その他の症状

●嗅覚障害　●味覚障害　●動悸　●下痢
●腹痛　●咽頭痛

**新型コロナウイルス感染症発症から
通常3カ月以内に出現して、
少なくとも2カ月以上続き、
他の病気の症状としては説明できない症状（WHO）**

②倦怠感、疲労感、ブレインフォグ、脱力感、気分の落ち込み、不眠、動悸、下痢などの大脳辺縁系、視床下部（視床下部―下垂体―副腎皮質系）の異常

これで、ほとんどの症状が説明可能です。

嗅覚と味覚の障害は同時に起こることが少なくありません。嗅覚障害については嗅神経そのものの障害とするには早期に改善する例が多いため、神経自体の障害というより、神経周辺にある嗅細胞の支持細胞への障害により、嗅神経の機能が阻害されている可能性が有力とされています。また、味覚障害に関しては、舌の味覚をつかさどる組織である味蕾《みらい》や神経へのウイルスによる障害に加え、嗅覚障害に伴い、食品の匂いがわからないことによる風味の障害が機序として想定されています。

●コロナ後遺症を治すカギは迷走神経刺激

これまでの説明でおわかりいただけると思いますが、コロナ後遺症の原因が迷走神経の炎症ですから、この迷走神経の炎症を改善することがコロナ後遺症の治療につな

がります。ところが、迷走神経の炎症を治すといっても、神経の炎症であるため一般的な抗炎症薬が効くわけではありません。ステロイドは効く可能性はありますが、神経の炎症に対しては大量投与が必要となり、副作用が問題となります。

迷走神経の炎症を抑える方法として海外で注目を浴びているものに**VNS**（Vagus Nerve Stimulation）と呼ばれる**「迷走神経刺激療法」**があります。この方法は迷走神経の炎症のみならず「脳の炎症」を抑制することが期待されています。

これは、電気的な神経刺激装置を使って、頸部の迷走神経に電極を巻き付けて迷走神経を電気刺激する方法です。

日本では難治性の「てんかん」の患者さんに保険適応がありますが、米国では「うつ」や「頭痛」の患者さんにも使用が認められています。

迷走神経刺激（ＶＮＳ）の話も少し難しいですが、ＥＡＴとも深い関係がありますのでお付き合いください。

脳の働きには、セロトニンやノルアドレナリンなどの脳内の神経伝達物質が重要な役割を果たします。そして、この脳内の神経伝達物質の減少がうつ病の発症に関係していると考えられています。そのため現在、広く使用されている抗うつ薬の多くは、神経細胞の間のシナプス間隙のセロトニンなどの神経伝達物質を増やす薬です。また、最近では、コロナ後遺症によって脳内伝達物質であるセロトニンが血中レベルでも減少していることが報告されています（文献6）。

驚くべきことにこれらの脳内神経伝達物質が、VNSによって増加することが動物実験で確認されています。米国ではうつ病にVNSが認可されていると述べましたが、実際の臨床データのみだけでなく、そのメカニズムも証明されているのです。

愛、喜び、悲しみ、怒り、恐怖、不安など人間の情動を司る脳である大脳辺縁系には、海馬と呼ばれる記憶にかかわる脳の重要な器官があります。心理的ストレスを長期間受け続けると海馬の神経細胞が破壊され、海馬が萎縮することが動物実験で示されていますが、うつ病の患者さんにはこの海馬の萎縮が確認されています。このとき、動物実験ではありますが、VNSにより海馬の神経細胞が増えることが報告されてい

VNSによる迷走神経刺激がうつやコロナ後遺症に効果

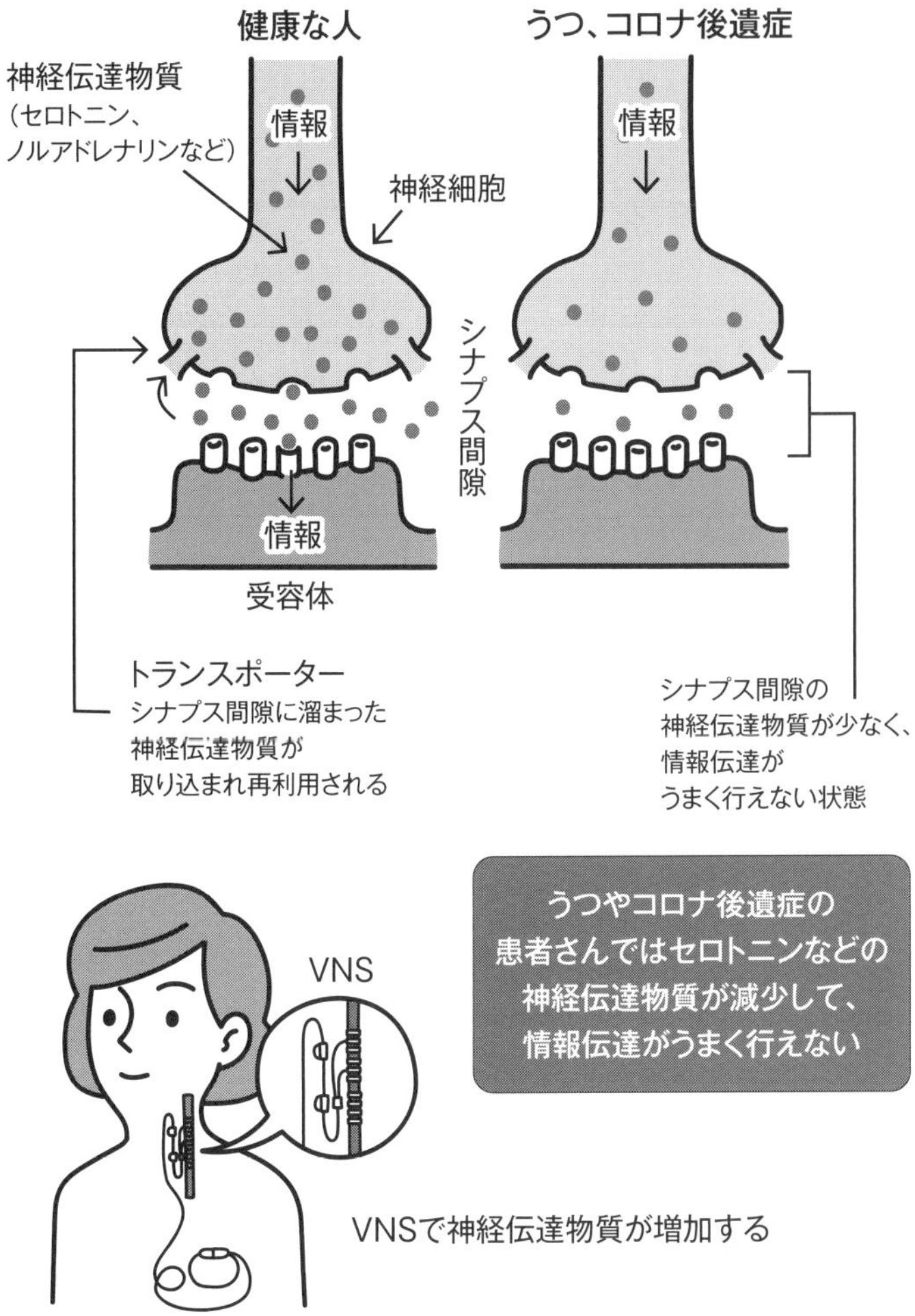
健康な人
うつ、コロナ後遺症
神経伝達物質
（セロトニン、
ノルアドレナリンなど）
情報
神経細胞
情報
シナプス間隙
情報
受容体
トランスポーター
シナプス間隙に溜まった
神経伝達物質が
取り込まれ再利用される
シナプス間隙の
神経伝達物質が少なく、
情報伝達が
うまく行えない状態
うつやコロナ後遺症の
患者さんではセロトニンなどの
神経伝達物質が減少して、
情報伝達がうまく行えない
VNS
VNSで神経伝達物質が増加する

ます（文献7）。つまり、VNSで記憶力の改善が期待できるわけです。

私はこれまで起立性調節障害などの自律神経症状を訴える多くの中高生の患者さんに、自律神経障害の原因と考えられる慢性上咽頭炎に対してEATを実施してきました。そうすると、自律神経症状の改善だけでなく、英語、国語、社会などの暗記教科の成績が向上した生徒さんが何人もいらっしゃいました。こうした背景には上咽頭に分布する迷走神経を刺激するというEATの持つVNS作用により、脳の海馬機能の向上がもたらされたことが関連しているのかもしれません。

また、こんな出来事もありました。93歳で他界した私の母は、晩年、認知症を発症したため、故郷である愛知の介護施設から、私の目が届く、仙台の介護付き高齢者専用住宅に移りました。

母は日頃より頭痛を訴えていたため仙台転居後、他界するまでの3年間、私は週に4回、母にEAT（鼻からのみ）を行いました。これで頭痛はなくなったのですが、思いもよらなかったことに、ＥＡＴを始めてから母の認知機能が改善し、それまでの辻褄の合わない言動がすっかりなくなりました。

その結果、介護認定が最も重い「要介護５」から「要介護４」へと改善しました。生活環境が良くなった影響もあると思いますが、ＥＡＴが認知機能に好影響を与えたのかもしれないと思わされたのでした。

●耳からのＶＮＳとコロナ後遺症への効果

以前から用いられてきたＶＮＳは手術を必要とします。手術は左の頸部に走っている迷走神経に電極を巻き付け、リード線を皮下に通し、左の胸部に直径５センチ弱のパルスジェネレータという刺激発生装置を埋め込みます。手術は全身麻酔下で、数時間で終了しますが、術後も短期間の入院が必要となります。また頸部と胸部の２カ所に小さな切開部の傷跡が残ります。副作用としては、電気刺激によって咳やのどに違和感が生じることがあります。

このような問題点もあるため、従来のＶＮＳはコロナ後遺症の患者さんに手軽に実施できる治療技術ではありませんでした。

そこで最近、海外で注目されているのが、耳に分布している迷走神経の枝を体外から電気刺激する「経皮的耳介迷走神経刺激」（taVNS：transcutaneous auricular vagus nerve stimulation）という治療法です。

13人という小規模な臨床研究では、4週間にわたる一日2回の耳介からの1時間の迷走神経刺激治療が、コロナ後遺症に有効である可能性を示す結果が報告されています（文献8）。

このtaVNSは近年、注目されるようになった技術で、「学習能力改善」「認知機能の改善」「記憶の改善」などの報告があります。また、これらの現象の実験的な裏づけとして、taVNSが、海馬でのノルエピネフリン放出を促進することにより、感情認知における海馬の役割を改善することが報告されています。

耳を電気刺激することでこのような効果があることは驚きです。また、このような電気刺激以外でも、次章で紹介する尖った金属棒で皮膚を刺激する「チクチク療法」

耳の迷走神経を刺激するtaVNS

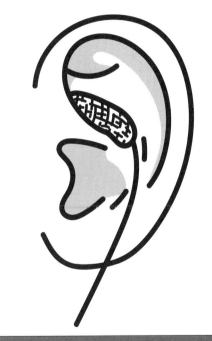

耳にも迷走神経の刺激ポイントがある

も理論的には同様の効果を期待できるかもしれません。

●コリン作動性抗炎症経路とVNS

「コリン作動性抗炎症経路」とは、迷走神経を介して調節される全身性の抗炎症反応のことです。この経路は、アセチルコリン（Ach）が主要な神経伝達物質として働き、炎症性サイトカインの産生を抑制することで、炎症をやわらげます。この経路は、炎症性疾患の治療における有望なメカニズムとして最近注目されており、ＶＮＳはこの経路を介して炎症を抑えるとされています。

この抗炎症経路が働くためには、炎症を引き起こしている免疫細胞であるマクロファージ上のα7-ニコチン性アセチルコリン受容体（α7nAChR）にアセチルコリンが結合する必要があります。

では「脳の炎症」にもこの「コリン作動性抗炎症経路」が存在するのでしょうか？脳にマクロファージはありませんが、前述したミクログリアはマクロファージと同

迷走神経刺激による脳内炎症の抑制の仕組み

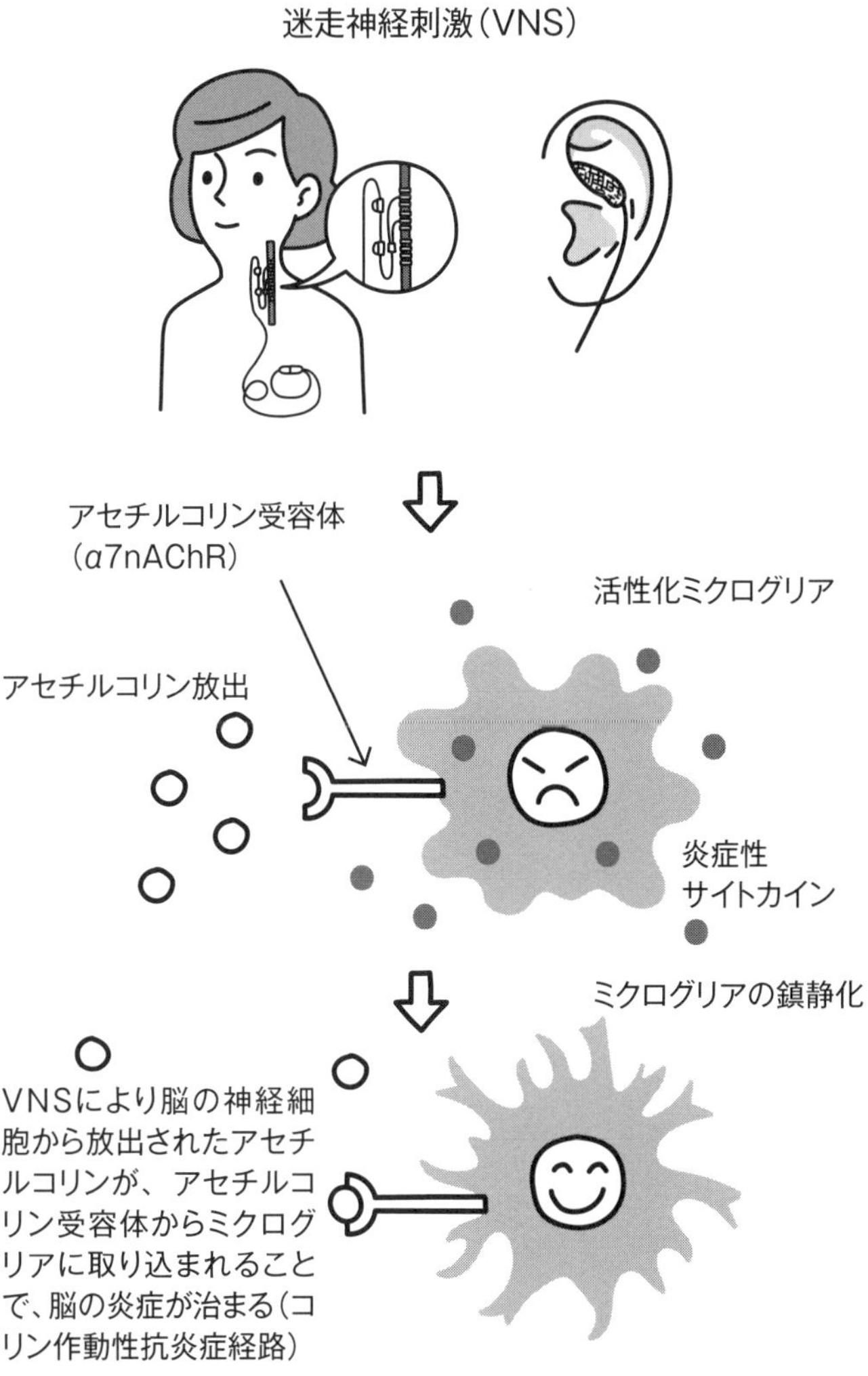
迷走神経刺激（VNS）
アセチルコリン受容体
（α7nAChR）
活性化ミクログリア
アセチルコリン放出
炎症性
サイトカイン
ミクログリアの鎮静化
VNSにより脳の神経細胞から放出されたアセチルコリンが、アセチルコリン受容体からミクログリアに取り込まれることで、脳の炎症が治まる（コリン作動性抗炎症経路）

様にアセチルコリン受容体（α7nAChR）を持っています。それゆえ、VNSを用いて脳の神経細胞からのアセチルコリン（Ach）放出を誘導することで、「コリン作動性抗炎症経路」を介した「脳の炎症」の鎮静化がもたらされることになります。

つまり、コロナ後遺症などの原因である**「脳の炎症」はVNSで改善が期待される病態**と言えそうです。

●タバコは百害あるが一利もある？

ところで、風邪をひいてクリニックを受診したところ、医師から喫煙を勧められたら「頭がいかれた、とんでもないヤブ医者」と患者さんは思うでしょう。喫煙は慢性上咽頭炎の悪化因子であり、私も患者さんには禁煙を勧めています。ところが、百害あって一利なしとされる喫煙にも一利があるかもしれない、というお話をします。

コロナパンデミックが始まって間もない2020年に、フランスと中国から「喫煙者の方が非喫煙者より新型コロナウイルス感染症で重症化しにくい」という医療関係者が仰天するような研究結果が報告されたのです。

ニコチンはアセチルコリンと同様にコリン作動性抗炎症経路を誘導するため、この現象は、タバコのニコチン摂取により、前述したα7nAChRを介したコリン作動性抗炎症経路が働き、脳や肺での過剰な炎症が抑えられたためと解釈できます。

ただ、その後、喫煙者は新型コロナで重症化しやすいことを指摘する論文や、権威のあるWHOの「タバコを吸わないでください。喫煙は、あなたがCOVID-19にかかった際に重症化させるリスクがあります」という世界に向けたメッセージの発信などがあり、喫煙のメリットに関する論争はいつの間にか世の中から葬り去られました。しかし、ニコチンによるα7nAChRを介したコリン作動性抗炎症経路を介して炎症を抑制する研究はその後も進み、最近では、ネズミを用いた動物実験ではありますが、ニコチン摂取によって新型コロナ感染後に生じる脳神経障害が抑制されることが報告されています（文献9）。

今後もコロナ後遺症の患者さんに喫煙を推奨する日が来るとは思いませんが、ニコチンパッチなどのニコチン含有製剤によるコロナ後遺症や慢性疲労への臨床応用が注目される日が、もしかしたら来るかもしれません。

●ＥＡＴは強力な迷走神経刺激治療

ＶＮＳは電気を使用しますが、**電気を使わずに、簡単に安価に迷走神経を刺激する治療法、それが「上咽頭擦過療法」（ＥＡＴ《イート》）**です。

ＥＡＴとは前述した迷走神経が豊富に分布している上咽頭を薬液（通常は０・５％から１％濃度の塩化亜鉛溶液）を浸した綿棒で擦過する治療法です。

この方法は１９６０年代に東京医科歯科大学の初代耳鼻咽喉科教授である堀口申作先生によって始められた日本オリジナルの治療法で、耳鼻咽喉科医の間で一時期脚光を浴びました。しかし、残念なことに、①治療に伴う痛み、②低い診療報酬などの理由で、実施する医師が１９８０年代以降、ほとんどいなくなってしまいました。ですが10年ほど前から、腎臓病の一つであるＩｇＡ腎症や後ほど説明する機能性身体症候群との関連でこの治療の価値が見直され、最近になり再び注目を集めつつあります。

EATによる迷走神経刺激

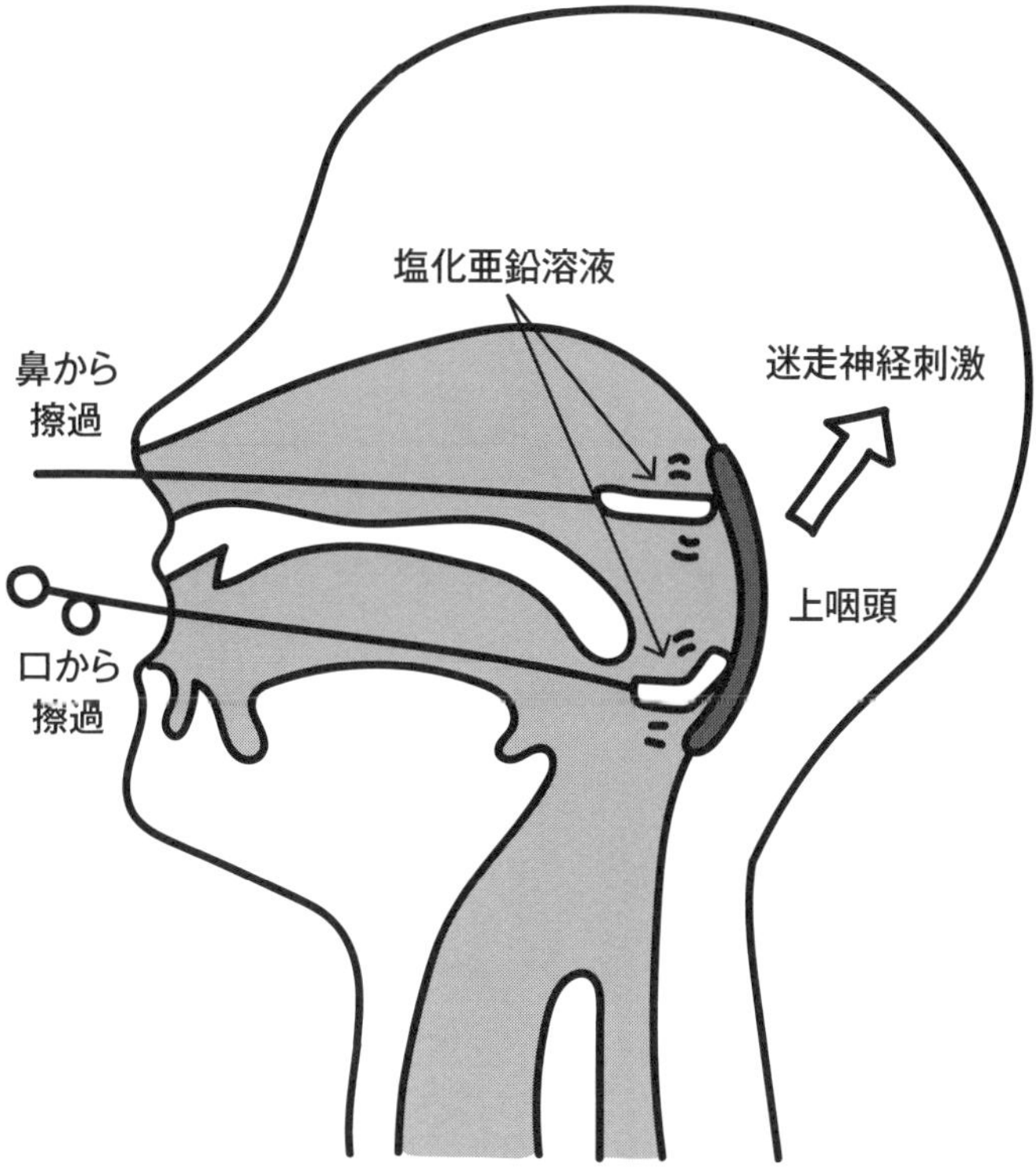

EATによる迷走神経刺激（VNS）により、自律神経系の副交感神経レベルの向上がもたらされる

ＥＡＴが、迷走神経が大半を占める副交感神経系を刺激する治療であることは、１９６０年代に堀口先生らによりすでに証明されていますが、最近でもそれを裏づける報告がなされています。例えば、迷走神経刺激によって心拍数は減少しますが、ＥＡＴの痛みで患者さんが緊張すると脈は一時的に速くなることがあるものの、ＥＡＴ後に徐脈になる（心拍数が減少する）ことを私自身しばしば経験しています。

前述した「しゃっくり」を止める効果でも明らかなように、**ＥＡＴは、日本オリジナルの安価で強力なＶＮＳなのです。**

ワクチン接種後症候群が慢性疲労をつくる

●新型コロナワクチン接種で慢性上咽頭炎が悪化する

２０２１年春から、コロナパンデミックの救世主になることが期待されたコロナワクチン接種が始まりました。しかし、その後、残念ながら**「ワクチン接種後症候群」（ワクチン後遺症）**で苦しむ患者さんが後を絶ちません。２０２２年末までに当院を受診したワクチン後遺症の患者さんとコロナ後遺症の患者さんの数はほぼ同数でした。

ワクチン後遺症の症状は、嗅覚・味覚障害の頻度が少ないこと以外、コロナ後遺症と非常によく似ています。つまり、慢性疲労症候群と似た症状です。女性が男性よりも多く、特に30歳代、40歳代女性に多いことも共通しています。この特徴は、慢性疲労症候群も同様です。

そして、ワクチン接種後症候群の患者さんのほとんどに高度の慢性上咽頭炎があり、コロナ後遺症と同様、ＥＡＴが有効な症例が多く、ＥＡＴを続けることで約８割の患者さんは日常生活に支障のないレベルまで改善します。

つまり、ワクチン接種後症候群も、コロナ後遺症と同様に、慢性上咽頭炎が関連する疾患と言えそうです。ところが国も医学会もコロナ後遺症には関心を持ち、患者さんにも一定の理解を示しますが、ワクチン後遺症の場合は状況が異なります。

日本政府もＷＨＯも、そして医学会もどういうわけか、ワクチン接種後症候群に正面から向き合っているようには思えません。それどころか子宮頸がんを予防するためのＨＰＶワクチン接種で生じた副反応がそうであったように、患者さんの「心の問題（心因性）」として片づけられてしまうケースも少なくありません。しかし、ワクチン後遺症もコロナ後遺症と同様に**「心の病気」ではありません**。患者さん一人ひとりと向き合って診療するとそれがよくわかります。

ワクチン後遺症の患者さんが、なぜ高い確率で激しい慢性上咽頭炎になっているの

ワクチン接種後症候群の特徴

堀田修クリニックを2022年末までに受診した
①ワクチン接種後症候群の患者さんの年齢と性別
（n=136人、男41／女95）

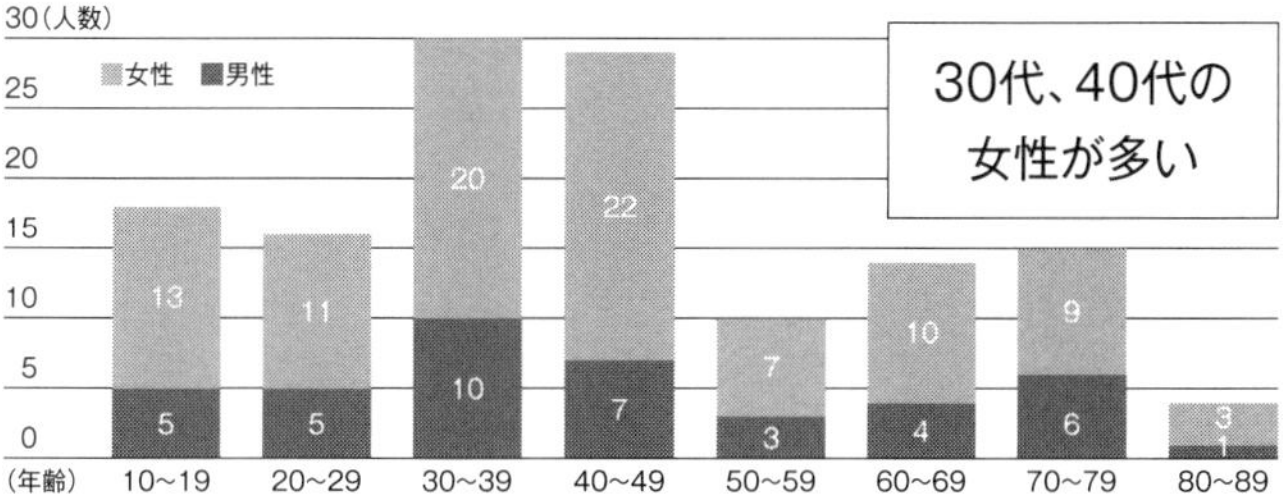

②ワクチン接種後症候群患者さんの症状
（n=136人、男41／女95）

比較的高頻度（25%~）

倦怠感 84（61.8%）、頭痛 65（47.8%）、
首･肩･背部痛 63（46.3%）、ブレインフォグ 56（41.2%）、
疲労感 50（36.8%）、めまい 49（36.0%）、
鼻症状（鼻閉等）38（27.9%）、抑うつ／気力低下34（25.0%）

中頻度

咽頭違和感 32（23.5%）、不安感 31（22.8%）、消化器症状 30（22.1%）、
不眠 26（19.1%）、起床困難 22（16.2%）、動悸 21（15.4%）、
咽頭痛 21（15.4%）、呼吸困難感 19（14.0%）、痰 18（13.2%）、
脱力感 17（12.5%）、イライラ感 16（11.8%）、記憶力低下 16（11.8%）、
関節痛 15（11.0%）、微熱 15（11.0%）、しびれ 15（11.0%）、
全身痛 14（10.3%）

低頻度（~10%）

胸痛 11（8.1%）、体重減少 10（7.4%）、耳鳴り 10（7.4%）、
筋肉痛 9（6.6%）、咳嗽 8（5.9%）、目･口の乾燥 7（5.1%）
パニック障害 7（5.1%）、握力低下 6（4.4%）、耳閉感 6（4.4%）
嗄声 6（4.4%）、悪寒 4（2.9%）、臭覚障害 4（2.9%）、脱毛 4（2.9%）、
味覚障害 3（2.2%）、皮膚症状 2（1.5%）、眼球充血　1（0.7%）

※18歳までの9／18例（50%）が不登校

かについては、おそらくもともと慢性上咽頭炎のあった人がコロナワクチン接種によって炎症が悪化するのではないかと私は考えています。

無症状の軽症例を含めると日本人の約8割は慢性上咽頭炎を持っているとされています。mRNAワクチンであるコロナワクチン接種によって全身の細胞がスパイクタンパクを大量に産生します。スパイクタンパクそれ自体が一部の免疫細胞（樹状細胞とマクロファージ）を刺激する作用があるため（文献10）、ワクチン接種後症候群の患者さんでは、もともとあった慢性上咽頭炎の炎症が悪化してしまった可能性があると考えます。

厚労省は、2023年末の段階ではワクチン後に生じた特定の体調不良の存在について認めていませんが、最近になり米国のイエール大学から241例のワクチン接種後症候群の患者を対象としたアンケート調査による臨床研究が報告されました。

頻度の高い症状は、**運動不耐症（通常の運動に対して異常な疲労感や息切れを感じる（71%）、過度の疲労感（69%）、ブレインフォグ（63%）、しびれ（63%）、神経障**

ワクチン接種後症候群が起きる仕組み

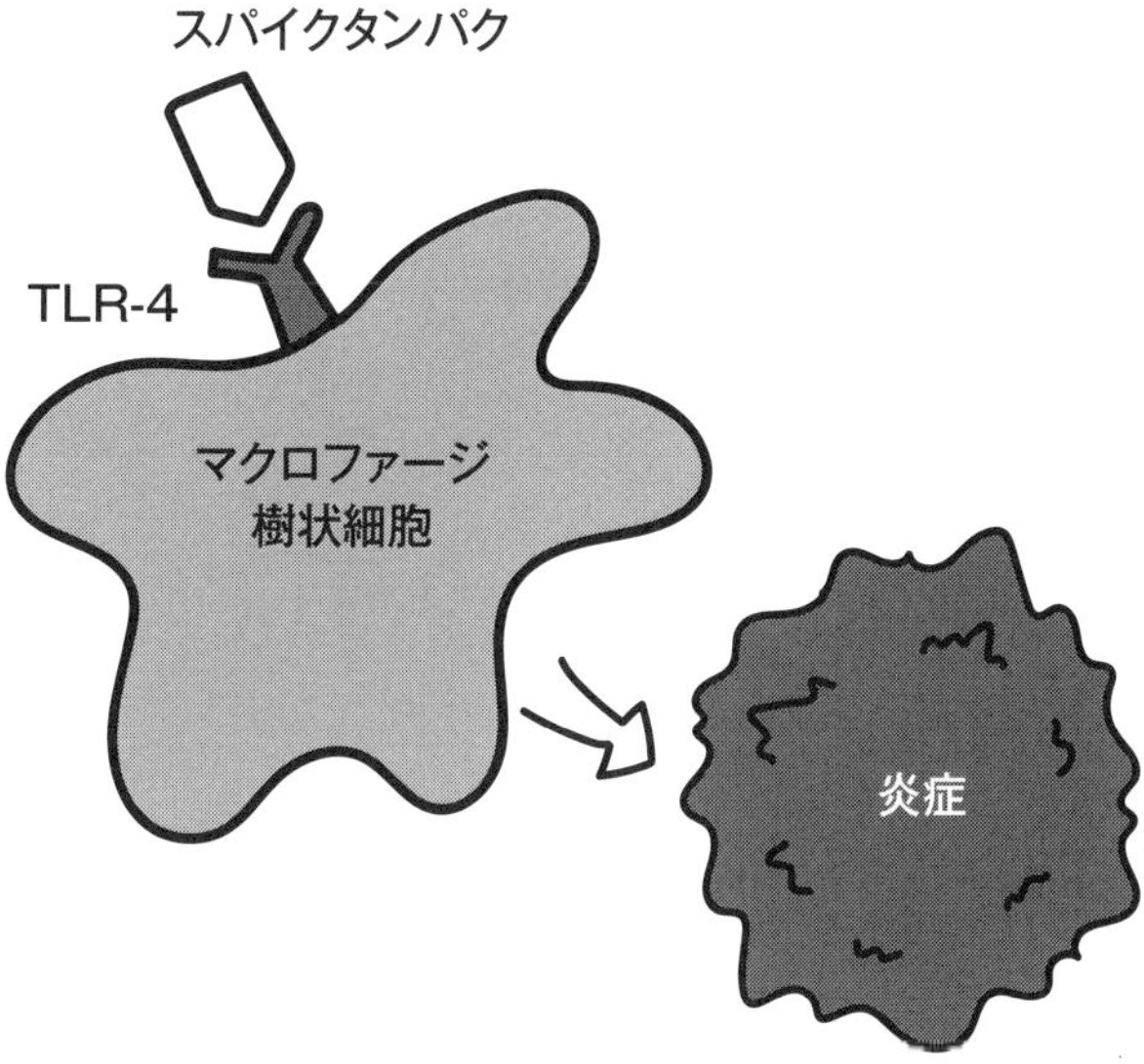

感染したコロナウイルスのスパイクタンパク、もしくはmRNA ワクチン接種により体内でつくられたスパイクタンパクを、上咽頭などに豊富に存在する免疫細胞であるマクロファージや樹状細胞の Toll 様受容体（TLR）4 が認識すると、これらの免疫細胞が活性化され炎症が引き起こされる。

⬇

もともとあった慢性上咽頭炎が悪化する

害（**63**%）、**めまい**（**61**%）、**動悸**（**60**%）、**筋肉痛**（**55**%）、**耳鳴り**（**54**%）、**頭痛**（**53**%）でした。やはり慢性疲労症候群がワクチン接種後症候群の中心的な症状と言えそうです。

また、この臨床研究では患者さんの精神面に関する調査項目もあり、**不安**（**93**%）、**恐怖**（**82**%）、**心配事に圧倒された**（**81**%）、**無力感**（**80**%）、**抑うつ**（**76**%）、**絶望感**（**72**%）と、精神的に苦しむ患者さんの姿が浮き彫りにされています。

そしてこの報告で注目すべきは、２４１人の患者さんに対して合計２０９種類もの治療が実施されていたことです。つまり米国では、ワクチン接種後症候群にこれぞという有効な治療法がまだ存在していないことをこのデータは表しています（文献11）。

なお、最近、海外からもＥＡＴに関する問い合わせがくるようになりましたが、現時点では米国でＥＡＴは実施されていません。

●HPVワクチン副反応でも慢性上咽頭炎が悪化する

腎臓内科医である私がIgA腎症などの腎臓病以外の疾患の患者さんにもEATを取り組むきっかけになったのが、子宮頸がん予防のために2013年より開始されたHPVワクチン接種後に体調不良に陥った若い女性患者さんたちの診療でした。これまで100名余りの患者さんを診療していますが、中心的な症状は慢性疲労症候群であり、コロナワクチン後のワクチン接種後症候群とよく似ています。

そして、私の診療した範囲では一例の例外もなく激しい慢性上咽頭炎を認め、EATを続けることで一定の症状の改善が得られています（文献12）。

慢性上咽頭炎が悪化する原因ですが、コロナワクチンのようにスパイクタンパクがつくられるから、というわけではありません。かねてより指摘されているのは、免疫増強物質（アジュバント）として使用されるアルミの問題です。

現在、接種後の体調不良は「予防接種ストレス関連反応」（ISRR:immunization stress-related responses）、つまりストレス反応としてWHOの諮問委員会により片づけられていますが、実臨床に携わる者として、この見解には違和感があります。

HPVワクチン副反応の患者さんの主な症状

（n=84人、14~23歳、平均17.7歳）

症状	N（%）
頭痛	81（96.4%）
全身倦怠感	78（92.9%）
睡眠障害	68（81.0%）
上背部痛・重苦感	68（81.0%）
脱力	63（75.0%）
羞明	61（72.6%）
めまい	61（72.6%）
吐き気	59（70.2%）
月経異常	54（64.3%）
記憶力、思考力低下	53（63.1%）
関節痛	50（59.5%）
腹痛・下痢	49（58.3%）
耳鳴り	46（54.3%）
無気力	46（54.3%）
目の奥の痛み	44（52.4%）
微熱	40（47.6%）
咽頭痛・咽頭違和感	39（46.4%）
全身痛	36（42.9%）
むずむず脚	26（31.0%）
不随意運動	25（29.8%）
咳	20（23.8%）
意識障害	20（23.8%）

Hotta O et al. Immunol Res 65: 66-71, 2017

筋痛性脳脊髄炎／慢性疲労症候群（ME／CFS）が慢性疲労をつくる

●慢性疲労症候群の症状と診断基準

コロナ後遺症とワクチン接種後症候群に共通する中心的な症状である**「慢性疲労症候群」**（十分に休息しても強い疲労感が抜けず、日常生活に支障をきたしてしまう病気）について解説します。

「原因不明の激しい全身倦怠感に始まり、強度の疲労感とともに、微熱、頭痛、筋肉痛、脱力感、思考力の低下や抑うつ等の精神神経症状が長期にわたって続くことで、健全な社会生活を送ることが困難になる病態」は1988年に一つの疾患として、米国疾病予防管理センター（CDC）によって『慢性疲労症候群』と名づけられました。

一方、**身体が衰弱して身動きもままならず、痛みや記憶力の低下、感覚過敏などさまざまな症状を伴う難病**はすでに１９３８年から英国の医学文献に記されており、１９８８年に、英国の衛生省・英国医療協会により、**「筋痛性脳脊髄炎《きんつうせいのうせきずいえん》」**として認定されていました。

当初、筋痛性脳脊髄炎は、ウイルス感染や免疫系の異常によって脳や脊髄に炎症が起こり、神経系の障害が引き起こされた病態と考えられ、慢性疲労症候群は、ストレスや睡眠障害などが原因で自律神経やホルモンバランスが乱れた病態であるとして、両者は別の病気として考えられていました。

しかし、その後、この二つの名前の病気が実は同じ病態として認識されるようになり、現在では筋痛性脳脊髄炎／慢性疲労症候群（ＭＥ：myalgic encephalomyelitis／ＣＦＳ：chronic fatigue syndrome）（ＭＥ／ＣＦＳ）と一般に呼ばれるようになりました。本書では、以下、筋痛性脳脊髄炎／慢性疲労症候群（ＭＥ／ＣＦＳ）を慢性疲労症候群と表記します。

筋痛性脳脊髄炎／慢性疲労症候群（ME/CFS）とは

慢性疲労症候群の症状

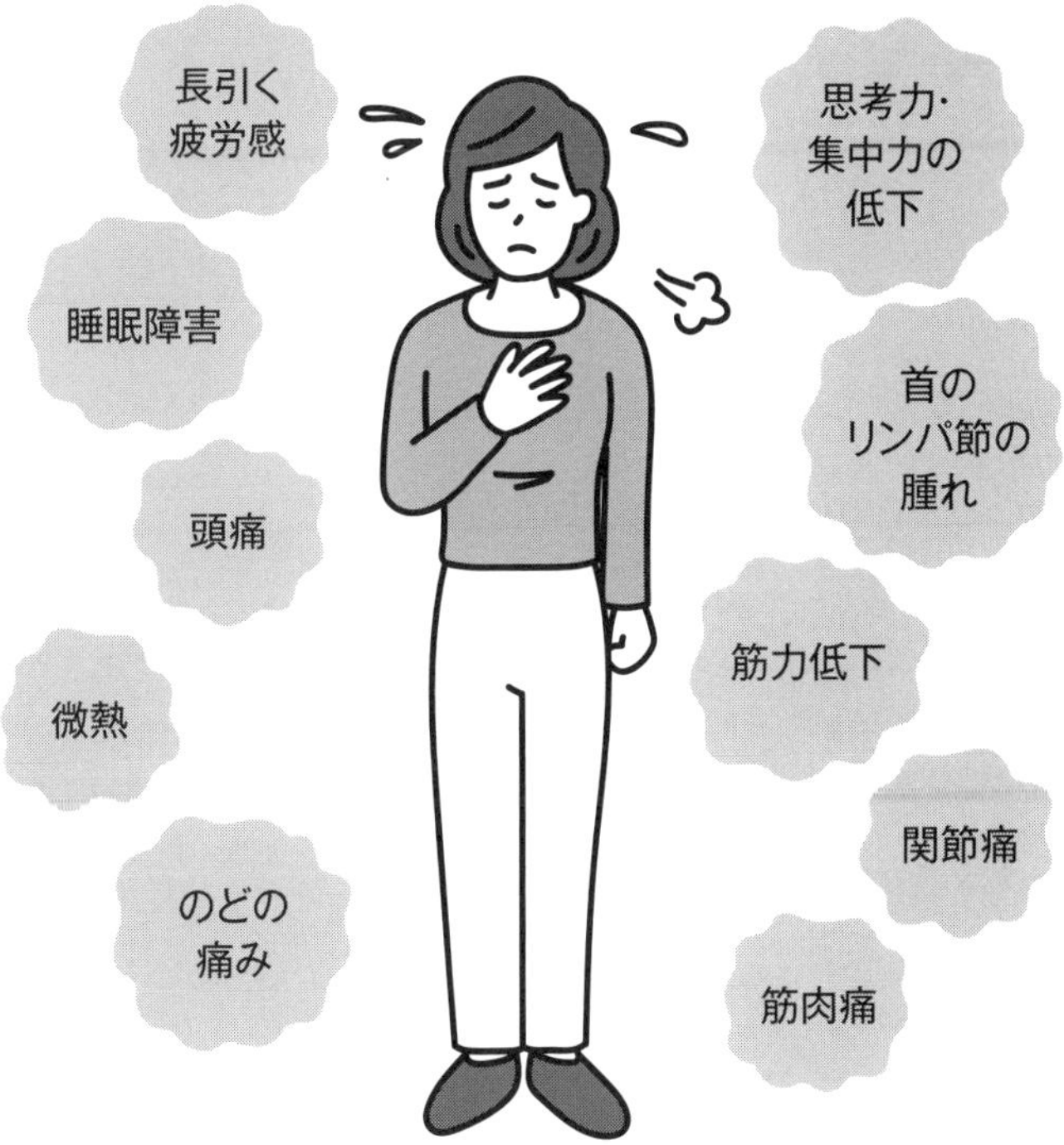
長引く
疲労感
睡眠障害
頭痛
微熱
のどの
痛み
思考力・
集中力の
低下
首の
リンパ節の
腫れ
筋力低下
関節痛
筋肉痛

- 全国で約37万人が罹患と推定。
- あらゆる年齢層に見られる。
- 平均発症年齢は30代、最多年齢は40代。
- 女性のほうが男性よりも有病率が高い。

最近の研究では「脳の炎症」が慢性疲労の原因として有力視されていますが、「慢性疲労症候群の原因は現時点では不明である」が一般的な認識です。また、特異的な検査もないため、患者さんの症状のみが診断のよりどころです。

2015年に米国医学研究所が発表した慢性疲労症候群の一般的な症状を紹介しましょう。

・筋肉痛
・腫れや赤みのない関節痛
・新しいタイプあるいは重度の頭痛
・首や脇の下のリンパ節の腫れや痛み
・頻繁に起こる喉の痛み
・寒気や寝汗
・視覚障害
・光や音に対する過敏性

・吐き気
・食物・臭気・化学物質・薬物に対する過敏症（アレルギー）

具体的な診断基準も示します。慢性疲労症候群は次の三つの中核症状のすべてに該当し、追加症状のうちの一つは満たすものと定義されています。

【A】三つの中核症状

①大幅な活動レベルの低下

仕事や学業など社会生活や日常生活において、発症前より活動レベルが著しく低下した状態が6カ月以上続き、以下のような疲労感を伴う。

・深い疲労を繰り返す
・新しく発症した疲労
・継続的、または過度な運動ではない疲労
・休息しても緩和されることがない

②労作後倦怠感（PEM：post exertional malaise）

・発症前は問題とならなかった身体的・精神的・感情的な労作後に症状が悪化する。

・PEMは病気をたびたび再発させ、一部の患者では、光や音に対する感覚過敏がPEMを誘発させる可能性がある。

・症状は通常、活動または曝露《ばくろ》から12～48時間後に悪化し、数日または数週間続くこともある。

③睡眠で疲れがとれない

・特別な睡眠の変化がないにもかかわらず、一晩中睡眠をとった後でも気分がよくならず、疲れがとれないことがある。

＊このうち通称「クラッシュ」と呼ばれるPEMは特に重要な症状で、慢性疲労症候群にかなり特徴的であるだけでなく、治療を行う際にも注意が必要です。

【B】追加症状

①認知機能障害

・患者には、思考、記憶、実行機能、情報処理に問題があり、注意欠如や精神運動機能の障害もある。

・これらは、労作、努力、長時間の直立姿勢、ストレス、時間的プレッシャーによって悪化し、患者が仕事を維持したり、フルタイムで学校に通ったりする能力に深刻な影響を与える可能性がある。

②起立性調節障害

・起立姿勢をとり、それを維持することによって症状が悪化するもので、起立時の心拍数や血圧の異常によって客観的に測定される。

・ふらつき、失神、疲労の増加、認知機能の悪化、頭痛、吐き気などの起立性症状は、日常生活で静かに直立した姿勢をとると悪化し、横になると改善する（必ずしも完全に解決するわけではない）。

慢性疲労症候群の一つひとつの症状はありふれているため、原因がわからない場合には、安易に診断されてしまう恐れがあります。そこで疲労度を示す重症度分類（PS：パフォーマンス・ステータス）の基準を設けてPS3以上を慢性疲労症候群と診断しています（次ページ）。このように、安易な診断（過剰診断）を避けるために慢性疲労症候群の診断基準はとても厳しいものになっています。

しかし、**この診断基準を満たさないからといって、病気でないわけではありません**。例えば、倦怠感や疲労感のほかにも頭痛、咽頭痛、吐き気など、慢性疲労症候群に合致する症状があり、仕事のない日は疲れ切って一日中、自宅のソファやベッドに横たわり、仕事のある日は頑張ってなんとかフルタイムで働いて、それでも数カ月に一日は体がつらくて仕事を休んでしまう……そんな人だとPS2に相当するため、診断基準では慢性疲労症候群には該当しなくなります。

診断基準にこだわりすぎると慢性疲労症候群の本質を見失い、逆に「過少診断」つまり、体調不良が患者さんの「気のせい」や「心の病気」とされてしまう恐れもある

慢性疲労症候群の疲労度

PS基準

PS0	問題なくフルタイムで働ける
PS1	フルタイムで働けるが、 しばしば疲労を感じる
PS2	フルタイムで働けるが、 全身倦怠感でしばしば休息が必要
PS3	全身倦怠感があり、月に数日は 仕事や学校を休み自宅での休養が必要
PS4	全身倦怠感があり、週に数日は 仕事や学校を休み自宅での休養が必要
PS5	フルタイム勤務はできない。 数時間程度・週3〜4日の軽労働は可能
PS6	調子の良い日は数時間程度の 軽労働が可能だが、週2〜3日が限度
PS7	自宅で身の回りのことはできるが、 仕事・社会活動はできない。
PS8	1日の半分以上を横になって過ごし、 家でもしばしば介助が必要
PS9	寝たきりで常に介助が必要

PS3以上が慢性疲労症候群と診断される

のです。

重要なのは、この慢性疲労症候群の患者さんも、コロナ後遺症やワクチン接種後症候群の患者さんと同じように、重症度とは関係なく、上咽頭を診察すると高い確率で高度の慢性上咽頭炎があり、ＥＡＴの治療で改善する事実です。


これまで慢性疲労症候群との関連において、慢性上咽頭炎が注目されることはありませんでした。しかし、慢性疲労症候群がコロナ後遺症の中心的症状であり、コロナ後遺症と同様に慢性疲労症候群の患者さんにも高度の慢性上咽頭炎が存在すること、そして慢性疲労症候群がＥＡＴで改善することから、**「慢性疲労症候群は慢性上咽頭炎が関連する病態」**として捉えることもできそうです。

そして、人類を不安と混乱に陥れたコロナパンデミックが、これまであまり日の目を見なかった慢性疲労症候群や、国や医学界から注目されることがなかったワクチン接種後症候群（ワクチン後遺症）の臨床や研究に光を与えたという前向きな見方も成り立つでしょう。

筋痛性脳脊髄炎／慢性疲労症候群に対するEATの効果

ME/CFS 21症状（カナダ基準）の変化

症状	治療前	治療後	p
労作後疲労	2.68	1.00	<0.01
疲労回復時間	2.41	0.79	<0.01
疲労感	2.59	0.85	<0.01
睡眠障害	1.41	0.59	<0.01
疼痛	2.18	0.79	<0.01
記憶障害	0.47	0.18	0.05
集中力低下	0.82	0.38	0.04
言語検索困難	0.5	0.15	<0.01
胃腸障害	0.88	0.44	<0.01
咽頭痛反復	1.09	0.21	<0.01
インフル様症状	0.38	0.12	0.01
起立時めまい	1.00	0.38	<0.01
体温異常	2.09	0.68	<0.01
温熱不耐性	2.12	0.74	<0.01
発汗異常	0.62	0.35	0.01
体重変動	0.35	0.03	0.01
労作息切れ	0.91	0.24	<0.01
リンパ節圧痛	1.15	0.24	<0.01
光音臭い過敏	1.35	0.44	<0.01
筋力低下	0.74	0.47	0.13
食品化学物質不耐症	0.44	0.24	0.03

N=（男4、女30）平均年齢41歳

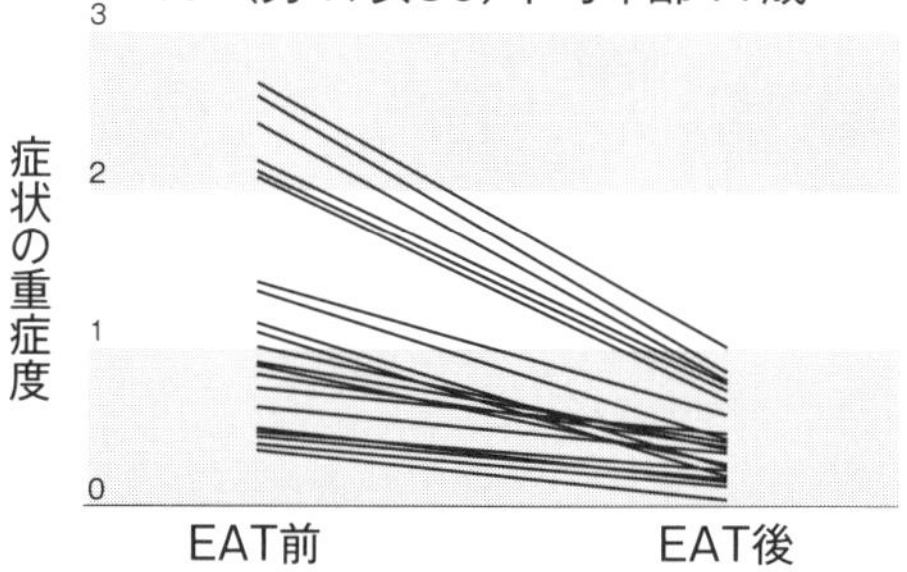

申偉秀, 堀田修, 谷俊治. 日本臨牀79:989-994, 2021

コロナ後遺症、慢性疲労症候群、ワクチン接種後症候群の関係

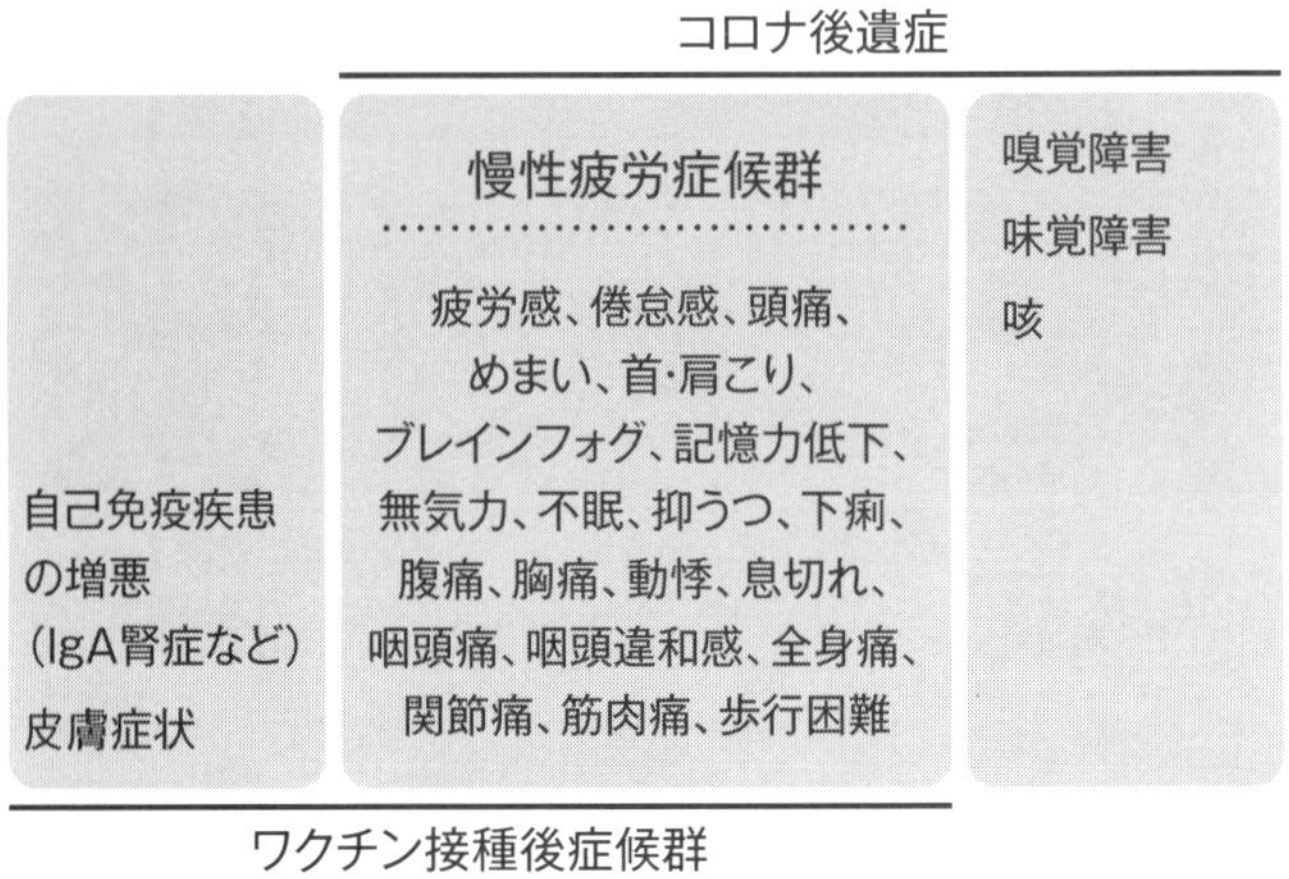

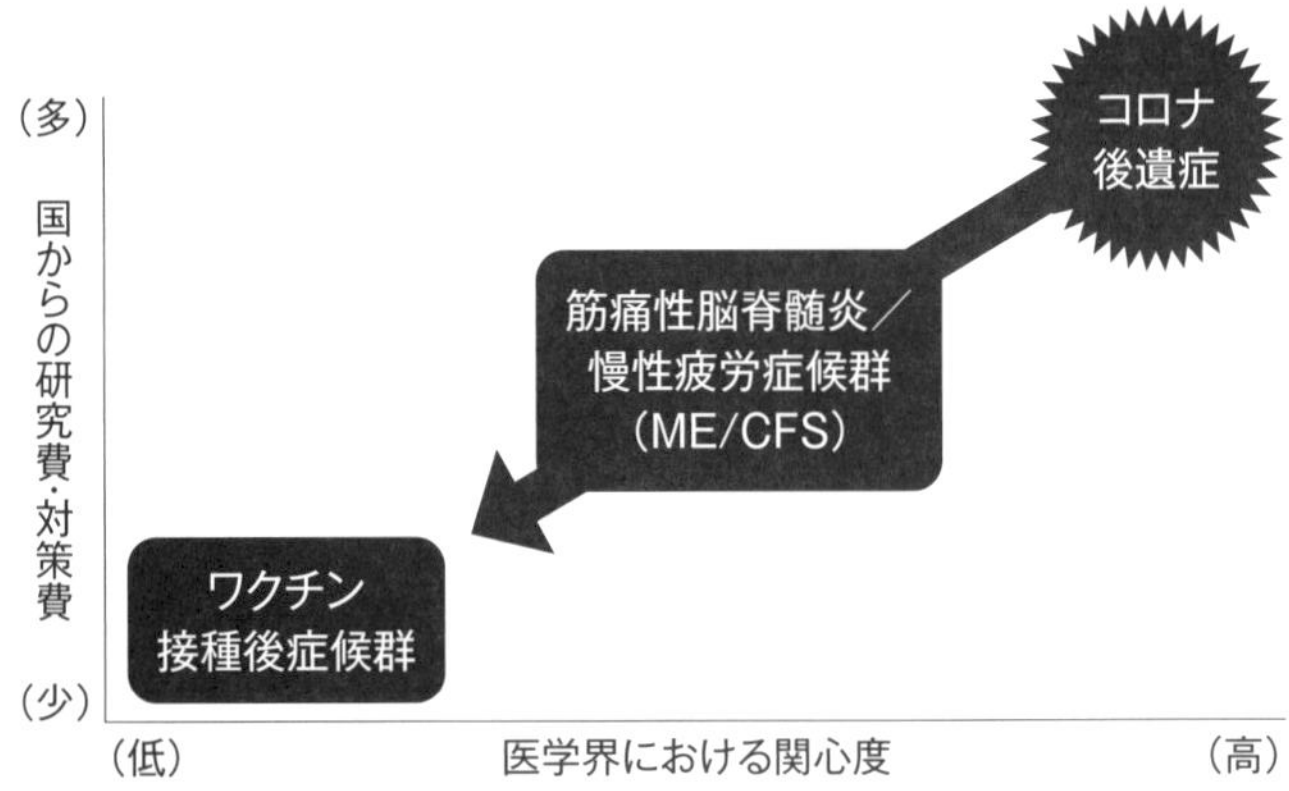

コロナ後遺症が世界中で注目を集めたことでその病態の研究が急速に進んだ。その成果が慢性疲労症候群やワクチン接種後症候群の解明にもつながる可能性がある。

慢性上咽頭炎関連・機能性身体症候群が慢性疲労をつくる

●原因不明の体調不良の根本原因

コロナ後遺症では嗅覚、味覚障害、咳を比較的高頻度に認め、一方、ワクチン接種後症候群（コロナワクチン後遺症）ではＩｇＡ腎症の糸球体血管炎悪化による血尿の悪化、間質性肺炎などの自己免疫疾患の増悪や皮膚炎などを一部で認めるなどの違いが両者にはあります。しかしこれまで述べてきたように、ワクチン接種後症候群も、その中心となる病態は慢性疲労症候群ということができます。

患者さんの訴える症状を説明できる病変が明らかでない病態を、かつては「医学的に説明のつかない身体症状」と呼んでいました。主なものは疲労感、倦怠感、頭痛、めまい、動悸、腹痛、下痢、関節痛などです。

そこに1999年、英国の精神科医のWesselyによって**「機能性身体症候群」**という新しい疾患概念が提唱されました。

機能性身体症候群とは、「適切な診療や検査を行っても器質的な原因によって説明できない身体的訴えがあり、それを苦痛と感じて日常生活に支障をきたす病態」と定義されています。これは、それまで「医学的に説明のつかない身体症状」と片づけられてしまっていたさまざまな症状の原因には「単一の病態」が存在することを想定した、一歩踏み込んだ概念と言えます。その「単一の病態」とは、その後の研究などから、「脳の炎症」による「大脳辺縁系・視床下部の異常」であることが現在では明らかになりつつあります。そして、その重要な根本原因の一つが慢性上咽頭炎だと私は考えています。


慢性疲労症候群は従来から、機能性身体症候群の疾患の一つとされていましたが、コロナ後遺症とワクチン接種後症候群も血液検査やMRIなどの画像検査でわかるよ

慢性上咽頭炎関連・機能性身体症候群とは

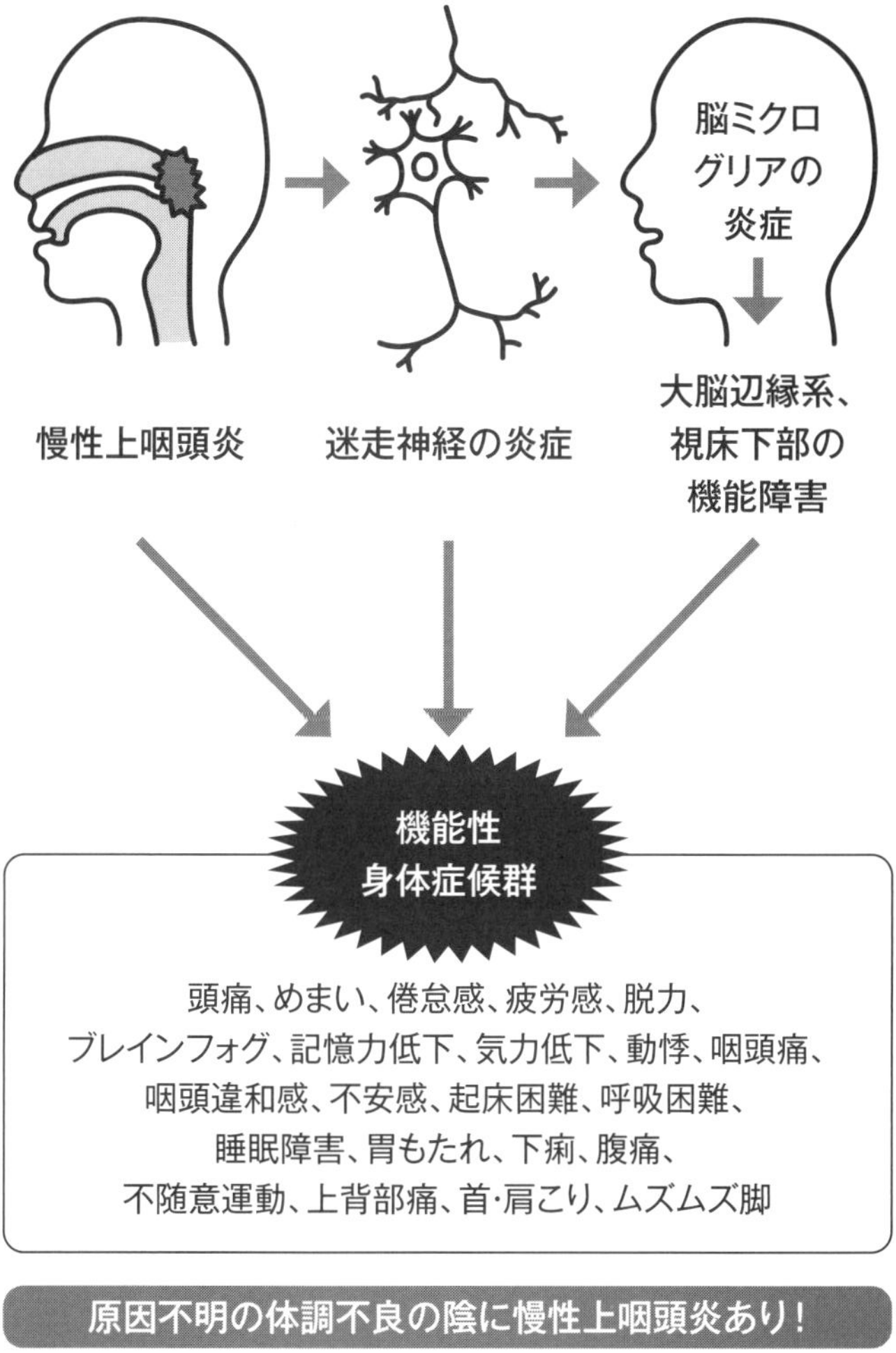

うな、特定の異常がないわけですから（脳のミクログリアの炎症は通常の臨床検査では検出できません）、機能性身体症候群の一つとみなすことができるわけです。

コロナ後遺症もワクチン接種後症候群も、そして慢性疲労症候群も、患者さんには高度な慢性上咽頭炎があり、しかも、慢性上咽頭炎の治療であるＥＡＴで症状が改善するわけですから、これらの疾患は慢性上咽頭炎を根本原因として発症する機能性身体症候群、つまり**「慢性上咽頭炎関連・機能性身体症候群」**と捉えることができます。

このように捉えることで病態の理解が深まるだけでなく、有効で根本的な治療法への道が拓けることになるのです。

「原因不明の体調不良の陰に慢性上咽頭炎がある」のです。

第2章

慢性疲労の治し方
――治療法とセルフケア

複数の治療法とセルフケアを組み合わせる

●健康の土台と自律神経システムを整える

本章では、慢性疲労の治療法として、慢性上咽頭炎の根本治療である上咽頭擦過療法（ＥＡＴ）と、ＥＡＴと組み合わせることで相乗効果が期待できるさまざまな治療法やセルフケアについて紹介します。

ＥＡＴ以外の治療法やセルフケアは、ＥＡＴで十分な改善が得られない患者さんにとって試す価値のあるものばかりです。詳しくは、それぞれの項目で説明しますが、ここではこれらの治療法が効くメカニズムについて、全体のまとめとして解説します。

慢性疲労で悩む患者さんは「健康の土台」が傾き、「自律神経システム」が乱れた状態にあります。空気の通り道であり、副交感神経の主役である迷走神経が豊富に分布する上咽頭は健康の土台のまさに要《かなめ》です。上咽頭の慢性炎症である慢性上咽頭炎（しかも、高度）は、ほとんどの慢性疲労の患者さんに認められ、**「EAT」**で全身症状の一定の改善が得られるため、慢性疲労に悩む患者さんにとって上咽頭の治療とケアは傾いた健康の土台を修繕するために最も重要です。

上咽頭を健康な状態に戻すうえでEATはもちろん重要ですが、セルフケアとして上咽頭を洗う**「鼻うがい」「上咽頭洗浄」**は炎症を抑え、ウイルス、粉じん、黄砂など、炎症を引き起こす原因から上咽頭を守るために役立ちます。

鼻は自然に備わった空気浄化装置ですが、口から吸いこんだ空気は浄化作用を受けないまま、上咽頭を刺激してしまいます。そこで、口呼吸の習慣のある人は普段の呼吸を鼻呼吸に変える必要があります。そのために役立つのが舌位置アップのための**「かにゆで体操」**や就寝時の**「口とじテープ」（マウステープ）**です。

また**「首湯たんぽ」**は上咽頭の血流をよくするだけでなく、胸鎖乳突筋《きょうさにゅうとつきん》や僧帽筋《そうぼうきん》の緊張もほぐします。そのため、鼻の通りがよくなり、首こり、肩こりも和らぎます。舌に歯が当たることによって生じる**「舌ストレス」の解除を目的とした「咬合治療」**は、胸鎖乳突筋の緊張が和らぎ、首こりが改善します。そして、舌ストレスが取れることで自律神経システムのバランスにも好影響を及ぼします。また、咬合治療によりしっかりと食物が噛めるようになることそれ自体が、しっかりした健康の土台をつくることにつながります。

微小循環の障害で生じた瘀血《おけつ》（炎症物質が含まれる汚れた血液）は健康の土台が傾く原因となるため、取り除く必要があります。上咽頭の瘀血はＥＡＴで取り除くことができますが、全身の瘀血を取り除くためには**「パワーかっさ」（強めのかっさ）**が有効です。また、「パワーかっさ」は自律神経システムにも好影響を与えます。

●自律神経レベルとその治療法

慢性疲労症候群、コロナ後遺症、ワクチン後遺症など慢性疲労を訴える患者さんの自律神経の状態は、単に交感神経と副交感神経のバランスが崩れているだけでなく、交感神経レベルと副交感神経レベルがともに低下した状態と言えます。

自律神経システムが健康な状態とは、交感神経と副交感神経（約80％が迷走神経）の両方が適度に緊張しており、ゆったりとしているけれども適度な緊張感と集中力があります。

交感神経レベルが高くて副交感神経レベルが低い状態の典型が「闘争」と「逃走」です。喧嘩しているとき、火事や突然の自然災害などで急いで危険な状態から逃げ出しているときなど、瞬発力と集中力が高まった状態ですが、同時にストレスが大きい状態です。交感神経レベルが低くて副交感神経レベルが高い状態は、まったりとリラックスした状態ですが、意欲や活力は乏しい状態です。

慢性疲労症候群、コロナ後遺症、ワクチン後遺症は交感神経レベルも、副交感神経レベルも低下した不安定な状態です。動悸、イライラ感、不眠、不安などの症状は副交感神経レベルが極度に低下しているために交感神経系が相対的に優位になることで生じます。

この状態では副交感神経レベル、あるいは副交感神経レベルと交感神経レベルをともに高めることが必要な治療となります。EAT、頭部の治療ポイントを中心とした**「鍼治療」（YNSA）**、皮膚に刺したときに出血しない程度に尖った金属棒で治療ポイントを突っつく**「チクチク療法」（無血刺絡療法）**には直接迷走神経を刺激して副交感神経レベルを高める作用があります。自然塩を溶かした塩水を飲む**「塩水療法」**にもこの作用がある程度期待できます。

低温サウナを利用して体を温める**「和温療法」**は副交感神経レベルのみを高める治療法で、副交感神経レベルが特に低くて交感神経優位の状態の患者さんにおすすめです。

交感神経レベルだけを高めると**「クラッシュ」**と呼ばれる現象が生じてしまい、状

自律神経レベルを高めるには

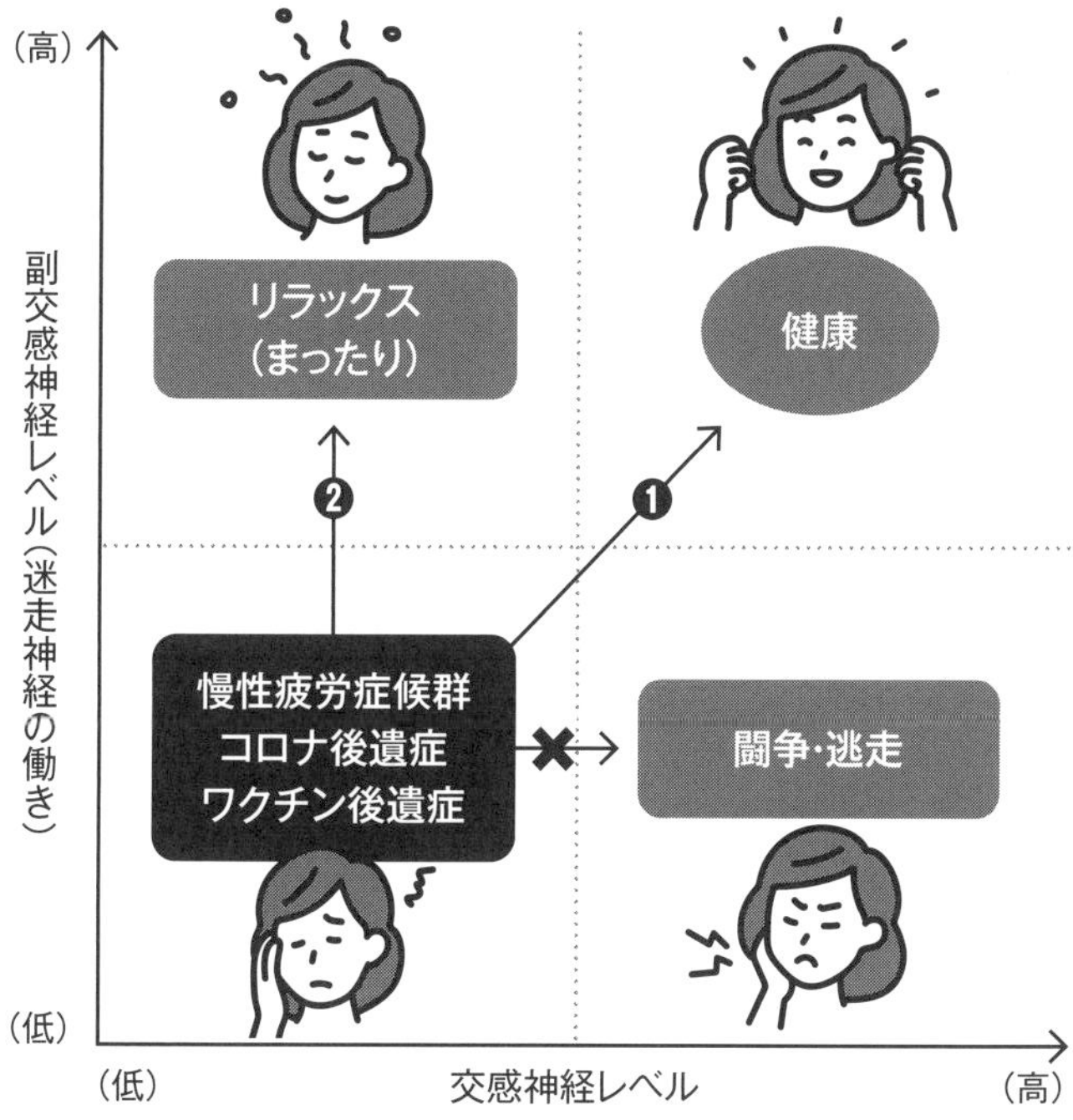

❶EAT、鍼治療(YNSA)、チクチク療法、塩水療法
❷和温療法

態がさらに悪化します。それゆえ、交感神経レベルだけが上がるような行動、例えば患者さんに気合を入れたり、脈拍数が増えるような運動をしたりすることは避ける必要があります。

●クラッシュによる悪化を避ける

何かの出来事をきっかけに慢性疲労の症状が突然悪化してしまう「クラッシュ」という現象は慢性疲労の患者さんの診療をするうえで注意すべきポイントです。「クラッシュ」が起こると、それまで少しずつ改善していた状態がまた振り出しに戻ってしまったような絶望感を患者さんは抱くことになります。「クラッシュ」はちょっとした労作や人間関係のストレスなど日常生活の些細な出来事が原因となりますが、治療そのものが原因となってしまうこともあります。

一方、**「好転反応」**は「クラッシュ」とは異なり、改善するプロセスの途中の一過性の悪化です。EATではこの「好転反応」がしばしば起きます。例えば、頭痛にE

慢性疲労の治療法とメカニズム

	健康の土台の改善		自律神経系の改善	
	上咽頭の状態の改善	瘀血の改善	迷走神経刺激	交感神経／副交感神経バランスの改善
EAT	○	○（上咽頭瘀血）	○	○
鼻うがい・上咽頭洗浄	○			
かにゆで体操	○			
マウステープ	○			
首湯たんぽ	○			○
鍼治療（YNSA）			○	○
チクチク療法			○	○
パワーかっさ		○（全身瘀血）		○
和温療法				○
塩水療法				○
歯科咬合治療	○（咀嚼機能の改善）			○

ＡＴは大変有効な治療ですが、初めてのＥＡＴの後、数時間から半日くらいは、時に頭痛が悪化する好転反応が生じることがあります。しかし、「好転反応」は一過性の悪化であるため、その後は頭痛が消えてすっきりします。

慢性疲労を治すには、こうしたクラッシュを避けながら、傾いた健康の土台を修繕して、自律神経システムを改善することがポイントです。

上咽頭擦過療法（EAT）を行う

●EATは慢性上咽頭炎の唯一の治療法

慢性疲労症候群、コロナ後遺症、ワクチン接種後症候群を、慢性上咽頭炎が根本原因となって、迷走神経、大脳辺縁系、視床下部に異常が生じることで発症した機能性身体症候群とするならば、当然のことながら、慢性上咽頭炎に対する治療は不可欠です。

慢性上咽頭炎は細菌感染のために起きているわけではないため、抗生剤は効きません。さまざまな炎症に対して、一般的にはステロイドが有効ですが、慢性上咽頭炎には残念ながら効きません。これは、ＩｇＡ腎症などの腎疾患で大量ステロイドの点滴治療であるステロイドパルスを実施しても慢性上咽頭炎はまったく改善しないことからも明らかです。

確実に慢性上咽頭炎が改善する治療法、それが**「上咽頭擦過療法」（ＥＡＴ《イート》）**です。

ＥＡＴは一九六〇年代に堀口申作先生（東京医科歯科大学初代耳鼻咽喉科教授）が考案した日本オリジナルの治療です。以前は、上咽頭の別の呼び名である鼻咽腔《びいんくう》の「び」からＢスポット療法と呼ばれていました。医療の国際化が進んだ現在では、上咽頭擦過療法の英語訳であるEpipharyngeal Abrasive Therapyの頭文字を並べたＥＡＴが医学会、医学論文などで広く使用されています。

●ＥＡＴはどのように行われるか

ＥＡＴは「薬液に浸した綿棒を鼻と喉から入れて上咽頭を擦る」という、医師ならだれでもできる簡単な治療法です。

まず、片方の鼻孔から薬液（0・5～1％濃度の塩化亜鉛溶液）に浸した鼻綿棒を鼻腔の底を這うように挿入。上咽頭後壁に綿棒の先端が届いたらツンツンと強めに上咽頭の壁を突つきます。5回から10回同じ場所を突ついたら、綿棒の方向を変えて上咽頭の別の場所をまたツンツンと突つきます。これを繰り返して、できるだけ広範囲

上咽頭擦過療法（EAT）とは

まず鼻から、次に口から器具を挿入し、上咽頭を刺激する。

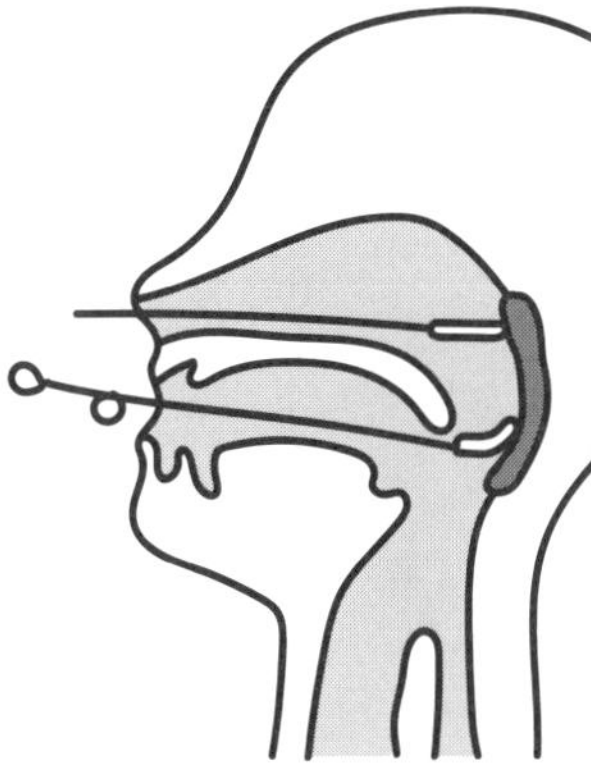

炎症が強いほど、痛みが強く、多く出血。擦ったときに白い膿の塊が確認できることもある。

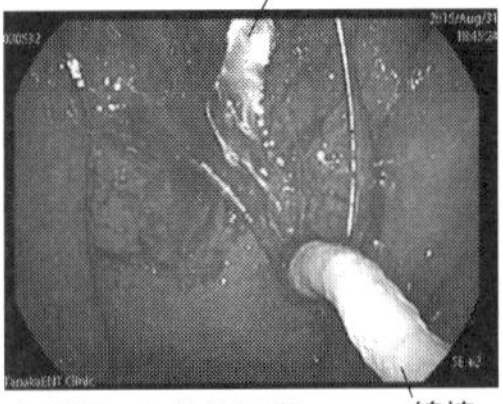

上咽頭の内視鏡写真

提供:田中亜矢樹博士
（大阪市·田中耳鼻咽喉科）

EATで使用するもの

舌圧子
口を開けさせるための道具

塩化亜鉛溶液
消炎作用がある塩化亜鉛の溶液。
鼻綿棒と咽頭捲綿子の綿にしみ込ませる

鼻綿棒

咽頭捲綿子

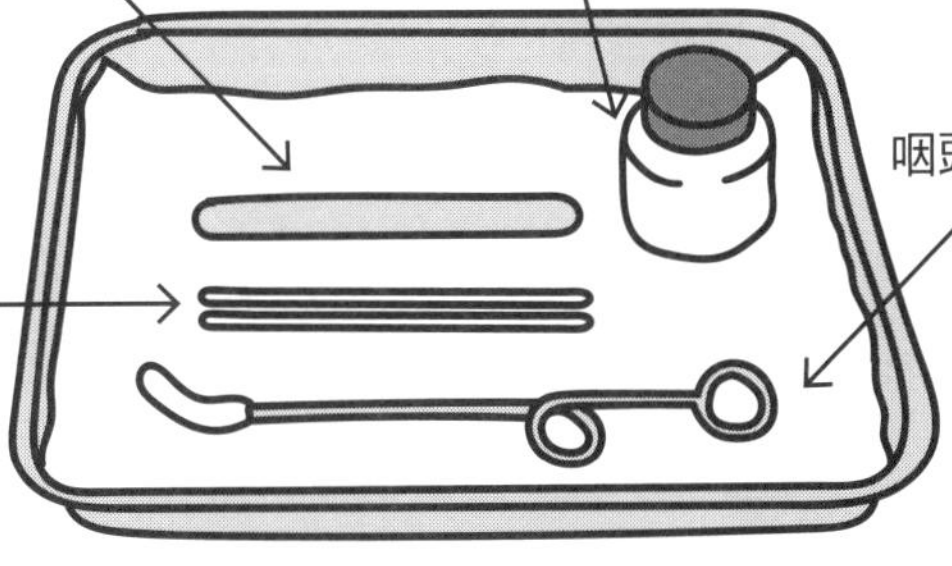

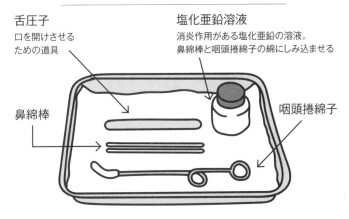

に、計30回ほど突つきます。

次に反対の鼻孔から鼻綿棒を挿入して、同じようにツンツンと30回ほど行います。炎症の程度に比例して綿棒の先端に血液が付着します。上咽頭は左右の鼻腔が合流して左右の境がありませんので、後から入れた鼻孔の方の綿棒に血液が多く付着します。

鼻からのＥＡＴの次は、咽頭捲綿子を口から挿入して上咽頭を天蓋部と両側までしっかりと擦過します。鼻からのＥＡＴは「ツルハシ」、口からのＥＡＴは「スコップ」のイメージで、広い範囲に咽頭捲綿子を押しつけながらしっかりと擦過していきます。

●EATの三つのメカニズム

ＥＡＴには三つの重要なメカニズムがあります（文献13）。

一つ目は**迷走神経刺激作用**です。上咽頭には迷走神経が豊富に分布しているため、ＥＡＴは強力な迷走神経刺激療法（ＶＮＳ）となります。62ページで述べたように、ＶＮＳにはコリン作動性抗炎症経路を介して「脳の炎症」を改善する効果が期待できます。
二つ目は**塩化亜鉛溶液による抗炎症作用**です。これによりウイルスや細菌を死滅させることもできます。薬液のついた綿棒で上咽頭を軽く擦るだけでも、この効果は得られます。

三つ目は**擦過による瀉血《しゃけつ》作用**です。慢性上咽頭炎では上咽頭の粘膜下に静脈のうっ血とリンパ液（組織間液）の滞留が生じます。この溜まった血液の中には迷走神経の炎症のもとになる炎症性サイトカインが豊富に含まれています。上咽頭をしっかりと擦過することでこの溜まった炎症物質を血液、リンパ液とともに上咽頭粘膜の外に排出（ドレナージ）することができるのです。最近の研究では、ＥＡＴにより上咽頭粘膜下の炎症性サイトカインが減少することが実証されています（文献14）。
脳の代謝でつくられた老廃物は主に睡眠中に脳脊髄液の流れにより運搬され、頭蓋骨の外に排出された後は、脳脊髄液がリンパ液としてリンパ管を通って深頸部リンパ節に向かって運搬されます。脳から脳脊髄液が流出される経路はいくつかありますが、それが上咽頭に集まって上咽頭リンパ叢《そう》を形成し、その後、深頸部リンパ節に向かうことが最近になり明らかとなりました。つまり上咽頭は脳から流出した脳脊髄液の通り道であるリンパ路のハブ（中心的な中継部位）の役割を果たしているのです（文献15）。

上咽頭は脳からの老廃物を運ぶリンパ管の要所であるため、慢性上咽頭炎によって上咽頭にうっ血とリンパ液のうっ滞が起こると、ちょうど下水管が途中で詰まったような状態となり、リンパ路の上流にある脳の機能にまで影響を及ぼします。

ＥＡＴを行ってすぐに、「視界がすっきりした」「頭の中の霧が晴れた」という患者さんの声を聞くことがしばしばありますが、これはＥＡＴの瀉血効果により、上咽頭のうっ血とリンパ液のうっ滞が改善したことを反映していると考えられます。

慢性上咽頭炎の治療のために、耳鼻咽喉科で上咽頭粘膜の病巣部を外科的に取り除く処置（デブリドメント術）を受けた経験を持つ患者さんを、私はこれまで数名診療しました。しかし、いずれの患者さんにおいても治療効果は薄かったようです。「病変

上咽頭は脳脊髄液が流れるリンパ路の中継部位

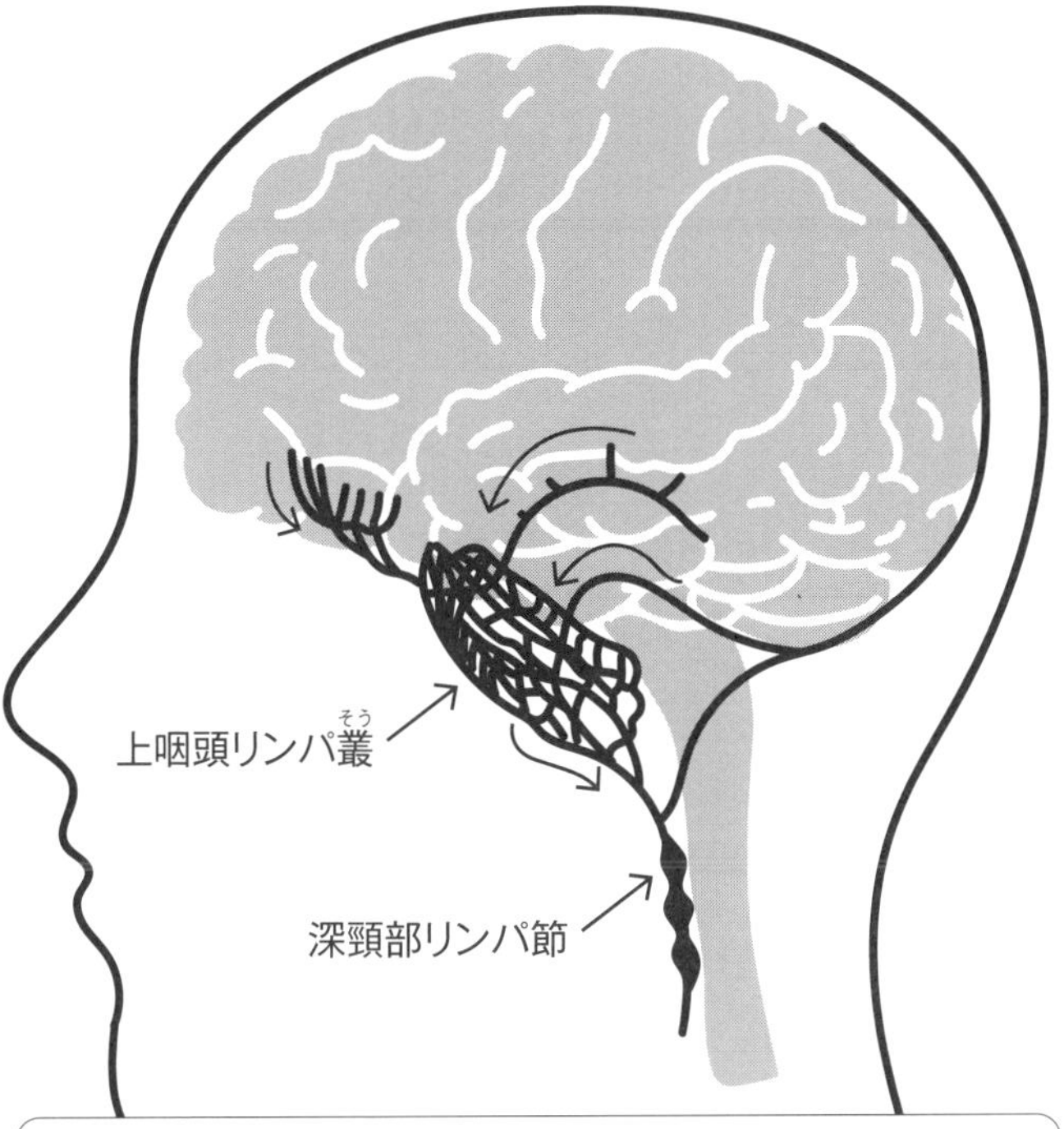

脳から排出された脳脊髄液はリンパ管を通って上咽頭リンパ叢に集まり、その後、深頸部リンパ節に向かう

⬇

上咽頭が炎症を起こすとリンパ管のうっ滞が起こり、脳の機能に影響を及ぼす

※Yoon JH et al. Nature.625:768-777, 2024を改変

を外科的に取り除く」方が、綿棒で薬液を塗布するよりも理論上は効果がありそうに感じられますが、実際にはそうでもないようです。外科的処置では、ＥＡＴのような繰り返す迷走神経刺激作用の効果が得られなかったことが関係しているのかもしれません。

●効果が出るEATのポイント

ＥＡＴは簡単な治療ですが、やればやるほど新しい気づきや発見がある、奥が深い治療法です。ここでは、私が20年近く試行錯誤しながらＥＡＴに取り組んできて感じたり、学んだりしたことを記載します。

①「ちょこちょこEAT」は効かない

私のクリニックを受診する患者さんの中には、すでに他の医療施設でＥＡＴの治療を受けたものの、症状の改善が得られずに、思い切って当院がある仙台までおいでになる方がかなりいらっしゃいます。そうした患者さんを実際に診療してみると、ＥＡ

Tで相応の出血を認める症例がほとんどです。こうしたケースでは、その後もEATを継続することで症状も出血も改善します。すなわち、それまでのEATが結果的に不十分だったことが考えられます。

このような患者さんからのお話に共通することは、擦過ではなく、薬液を軽く上咽頭に塗布するようなやさしいEAT（ちょこちょこEAT）を受けている場合が多いことです。上咽頭の炎症が強い患者さんにとって、EATは痛くてつらい治療です。しかし、有効なEATを行うためには、患者さんのみならず、医師も覚悟を持つ必要があります。

②怖がる患者さんには無理をしない

EATが有効な疾患の一つに「起立性調節障害」があります。私のクリニックにはこれまで起立性調節障害のため、朝の起床が困難で不登校になってしまった10代の患者さんが多数受診されています。これらの患者さんには、ほぼ例外なく激しい慢性上咽頭炎がありました。EATを継続することによって自律神経機能が整い、起立性調節障害や朝の起床困難が改善されて登校ができるようになります。それに加えて、大脳辺縁系にある記憶の中枢として働く海馬の機能が改善することで、学校の成績も向上することがしばしばです。

この場合の問題はＥＡＴが効くかどうかではなく、「どうやってＥＡＴを継続するか」です。

残念ながらＥＡＴを1回行って完治する起立性調節障害の患者さんはいません。それゆえ、1回目のＥＡＴで患者さんが痛みに懲りて、2度目のＥＡＴのチャンスがなくなれば、元も子もなくなります。

そこで、私は怖がる患者さんのＥＡＴは鼻のＥＡＴだけ、場合によっては両方の鼻ではなく、片方の鼻のＥＡＴのみを行うようにしています。これにより慢性上咽頭炎の程度は十分に診断できます。さらに、片方の鼻のＥＡＴでも怖がる患者さんには、綿棒でツンツン突つくこともせず、薬液をつけた鼻綿棒を鼻孔から上咽頭後壁にまで挿入した状態で1分間放置することにしています。強めの炎症があるとそれだけでも綿棒の先端に血液が付着します。

2回、3回と鼻からのEATを繰り返しているうちに患者さん自身も体調の改善を自覚していき、EATに対する恐怖心がだんだん薄らいでいきます。それでも、口からのEATを無理に行う必要はありません。患者さんが自分から口からのEATを希望しない限り、鼻からのEATだけを粘り強く継続します、口からのEATを併用した方が改善は早いですが、鼻からのEATのみでも時間はかかるものの、最終的にはほとんどの症例で改善します。中には鼻からのEATだけを20回くらい行って、ようやく学校に行けるようになった患者さんもいます。

③ポイントは患者さんが教えてくれる

EATは、上咽頭の天蓋（上咽頭のてっぺんの部分）や側壁を含めて広い範囲をしっかりと擦過することが重要ですが、心得ておくと役に立つこととして、上咽頭には患者さんの症状に対応するポイントがあることです。特に頭痛の部位と上咽頭の治療ポイントは密接に関係しており、患者さんに頭痛の部位を聞けば、上咽頭のどのあたりをしっかり擦過したらいいか予想がつきます。この点は１９６０年代にすでに堀口申作先生が指摘しています。

前頭部痛と頬部《きょうぶ》痛についてはＥＡＴよりも、大阪の耳鼻科医である田中亜矢樹先生が考案した**「翼《よく》口《こう》蓋《がい》神《しん》経《けい》節《せつ》刺《し》激《げき》」**（ＩＮＳＰＧＳ :Intranasal Sphenopalatne Ganglion Stimulation）が効果的です。これは薬液に浸した鼻綿棒の先を上咽頭ではなく、中鼻甲介に挿入して擦過はせずに約１分間留置する方法です。ポイントに当たっているかどうかは綿棒を挿入した側の目から涙が出ることで判断ができます（１１５ページ参照）。

高度な慢性上咽頭炎がある場合は上咽頭のどこを擦過しても患者さんは痛がりますが、繰り返しＥＡＴを行っていくと、炎症のある部位が徐々に小さくなり限局していきます。どこがポイントかは、鼻からのＥＡＴをしている最中に、患者さんが「そこです！」と教えてくれます。綿棒で擦過して患者さんが痛がる場所や違和感のある場

頭痛の部位と上咽頭の治療ポイント

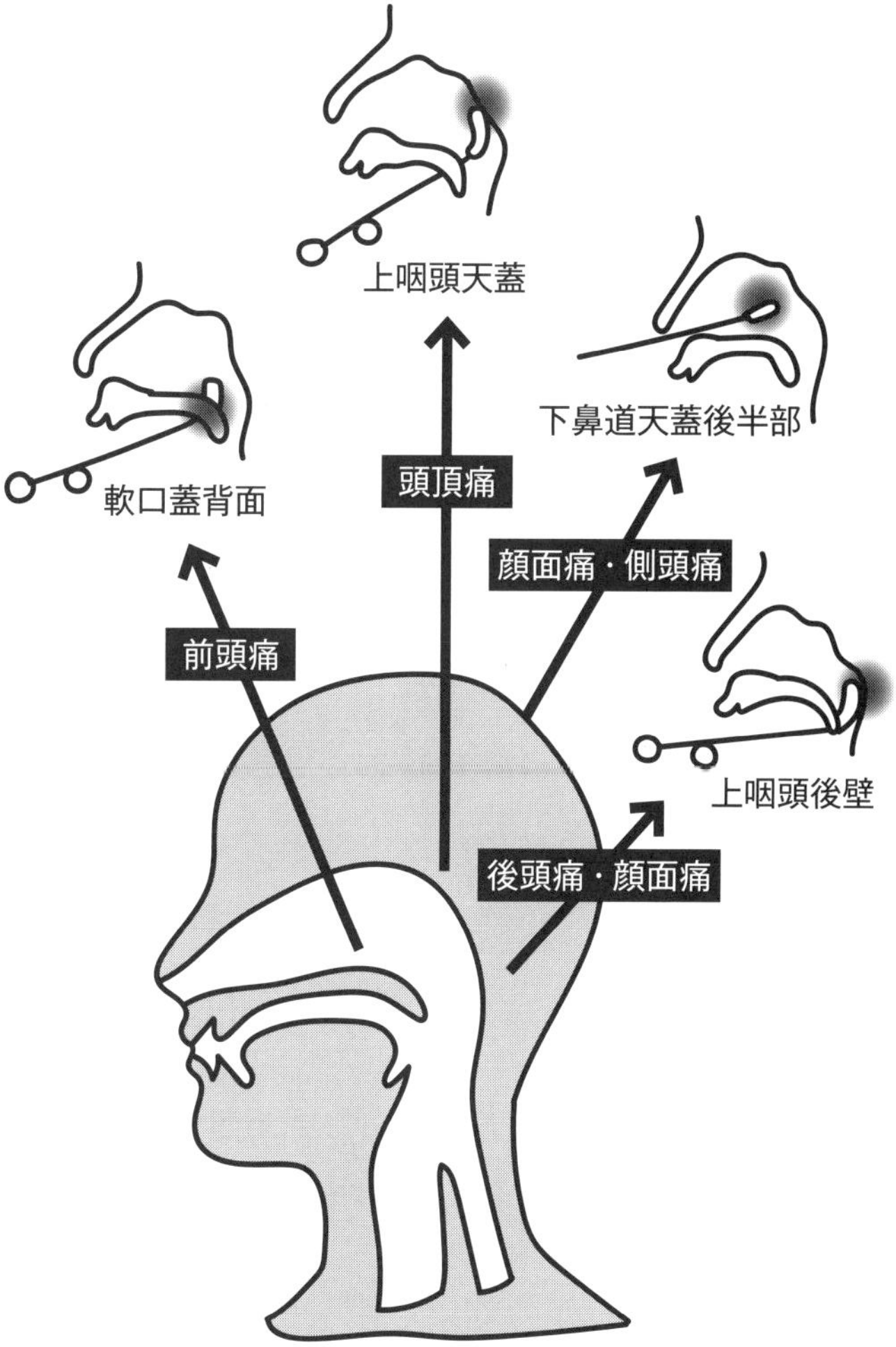

参考:堀口申作『堀口申作のBスポット療法』(新潮社)

所がポイントとなります。

そして、そのポイントは必ずしも内視鏡所見として反映されるわけではないようです。他の医療施設ですでにＥＡＴを何回か受けたものの「内視鏡で異常所見がなくなったと言われたが、まだ症状が改善しない」と言って当院を受診される患者さんが散見されます。

そして、このような患者さんにＥＡＴを行うとまだ出血する部位があったり、ＥＡＴでの疼痛ポイントがあったりします。内視鏡所見で異常がないものの症状が残っている患者さんでは、鼻からのＥＡＴを行ったときの患者さんの反応が、残った上咽頭の病変捜しに不可欠です。

④ＥＡＴのやめどきはいつか

ＥＡＴをいつまで行うかについては、「ＥＡＴで出血がなくなったら終了」「内視鏡検査で炎症所見がなくなったら終了」など医師によって基準が異なるのが現状です。

本書のメインテーマである慢性疲労に対するＥＡＴのやめどきは慎重であるべきだ

INSPGSは前頭部痛と頬部痛に効果

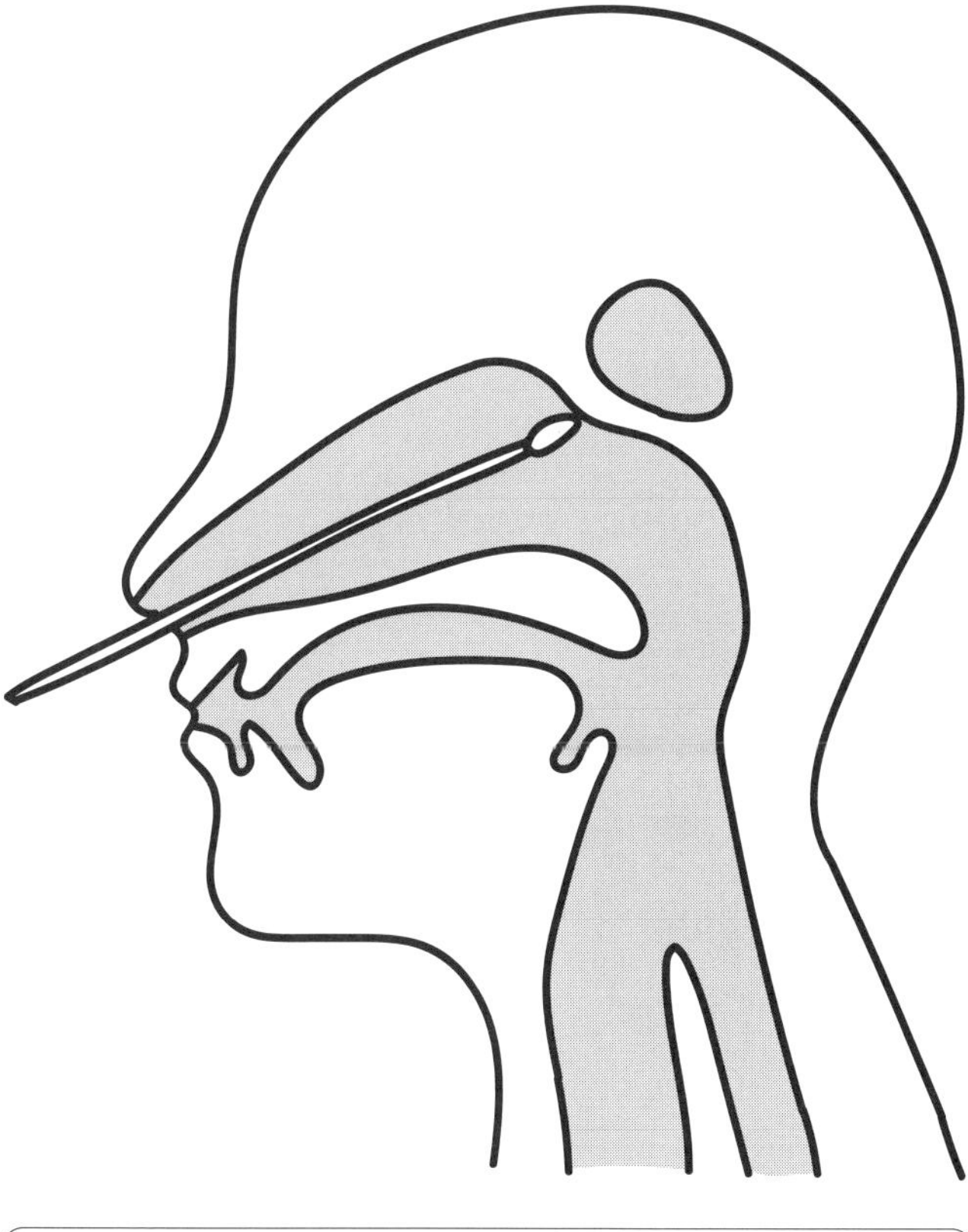

鼻中隔に沿わせ中鼻甲介と鼻中隔の間の細い隙間に綿棒を挿入。耳介上端の高さを目指す。

と私は考えます。それは慢性疲労が迷走神経の異常と深いかかわりがあり、ＥＡＴの迷走神経刺激により、その異常を改善することが期待できるからです。

また、ＥＡＴで出血が多いうちは瀉血効果により炎症性サイトカインを含んだ汚れた血液が排出され、ＥＡＴのたびに劇的な改善を自覚することがしばしばです。しかし、治療の回数を重ねてＥＡＴでの出血がなくなると、ＥＡＴの効果は迷走神経刺激（ＶＮＳ）による効果が主体となりますから、症状の改善速度がゆっくりになるのが通常です。

私の専門は腎臓内科で、慢性上咽頭炎と深い関連がある腎疾患はＩｇＡ腎症です。ＩｇＡ腎症は、血液のろ過装置である糸球体に炎症が起きる病気で、上咽頭の炎症が糸球体の炎症のトリガーとなります。糸球体の炎症は血尿として現れます。私は血尿のあるＩｇＡ腎症の患者さんには、原則として全例にＥＡＴを行っています。そして、途中でステロイドパルスを併用するケースもありますが、ＩｇＡ腎症の患者さんのＥＡＴのやめどきはＥＡＴで出血がなくなったときではなく、血尿が消えたときです。

ＩｇＡ腎症の場合と同様に、慢性疲労の患者さんのＥＡＴのやめどきは**「慢性疲労から患者さんが解放されたとき」**だと私は考えています。それまでは、何十回、なかには１００回を超えたケースもありましたが、ＥＡＴの効果が不十分な場合は後述する他の方法を併用しながらＥＡＴを継続しています。

ＥＡＴについてより詳しく知りたい方は、拙書『つらい不調が続いたら慢性上咽頭炎を治しなさい』（あさ出版）をお読みください。

セルフケアの基本「鼻うがい」を行う

●上咽頭を洗い流す

「うがい」と聞くと、口からうがい液を入れる「ガラガラ口うがい」を思い浮かべる人が多いでしょうが、口腔とのどの奥の中咽頭しか洗えないガラガラ口うがいは、上咽頭のセルフケアとしては効果はありません。

上咽頭のセルフケアに役立つうがいは**「鼻うがい」**です。口うがいで洗える口腔内と中咽頭は、つるつるの扁平上皮《へんぺいじょうひ》で覆われていますが、鼻うがいで洗えるのは鼻腔と上咽頭で、繊毛上皮で覆われています。扁平上皮よりも繊毛上皮の表面の方がウイルス、細菌、粉塵、花粉、黄砂などがくっつきやすいため、外から侵入した異物の多い部位を洗浄する鼻うがいの方が、ガラガラ口うがいよりも当然のことながら洗浄効果が大きくなります。

EATを始める前に、自分でできる鼻うがいを始めて体調の改善を自覚したコロナ後遺症の患者さんは少なくありません。

子どもの頃にプールで鼻に水が入ってしまった経験などから、鼻うがいは「ツーンとして痛い」と思い込んでいる人もいらっしゃいますが、人肌に温めた生理食塩水に近い0・9％の濃度の食塩水を用いて鼻うがいを行えば違和感はありません。

鼻うがいには

①うがい液による洗浄作用（ウイルス、粉塵、花粉、黄砂などを洗い流す）
②鼻腔・上咽頭の繊毛上皮の働きをよくする
③鼻腔・上咽頭のむくみを軽減する（高張食塩水の場合）
④ウイルスの増殖を防ぐ（高張食塩水の場合）

といった効果があります。

1％程度の食塩水の鼻うがいで①②の効果は得られますが、鼻が詰まっていたり、風邪をひいたりしたときには、③④の効果も期待して2％程度の濃い食塩水（高張食塩水）で鼻うがいすることがおすすめです。

鼻うがいをするためには、容器と食塩水が必要です。容器は100円ショップやネットなどで販売している、100ccから250ccのドレッシングポットにストローを差し込めば簡単につくれますが、毎日使うものなので長持ちする専用の鼻うがい容器を購入することをおすすめします。

現在、**「サイナス・リンス」**（ニールメッド株式会社）、**「サイナスヘルパー」**（株式会社エントリージャパン）、**「ハナノア」**（小林製薬株式会社）、**「ハナクリーン」**（株式会社東京鼻科学研究所）、**「フロー・サイナスケア」**（株式会社モリタ）など、さまざまなタイプの鼻うがい容器が市販されています。鼻腔全体をしっかり洗浄するには150cc以上のサイズのものを選ぶとよいでしょう。

鼻うがいメーカーが自社の鼻うがい容器に適した専用の洗浄剤や洗浄液を販売しています。また、市販の食卓塩（精製塩）をミネラルウォーターや水道水に入れてつくると安上がりです。

鼻うがいについて、より詳しくは拙書『痛くない鼻うがい』（KADOKAWA）をお読みください。

痛くない鼻うがい

方法①

片方の鼻から洗浄水を入れ、もう片方の鼻から出す

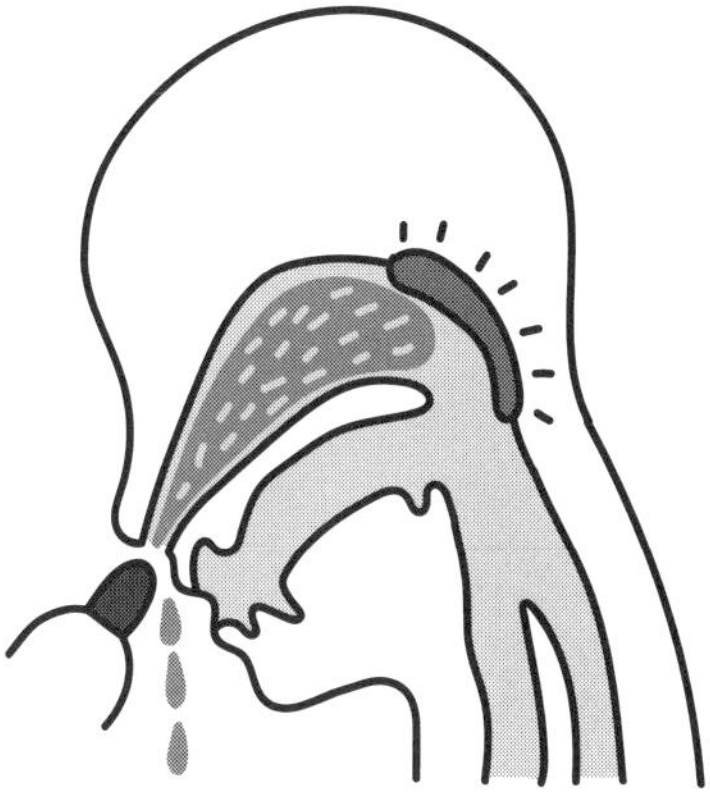

方法②

鼻から洗浄水を入れ、口から出す

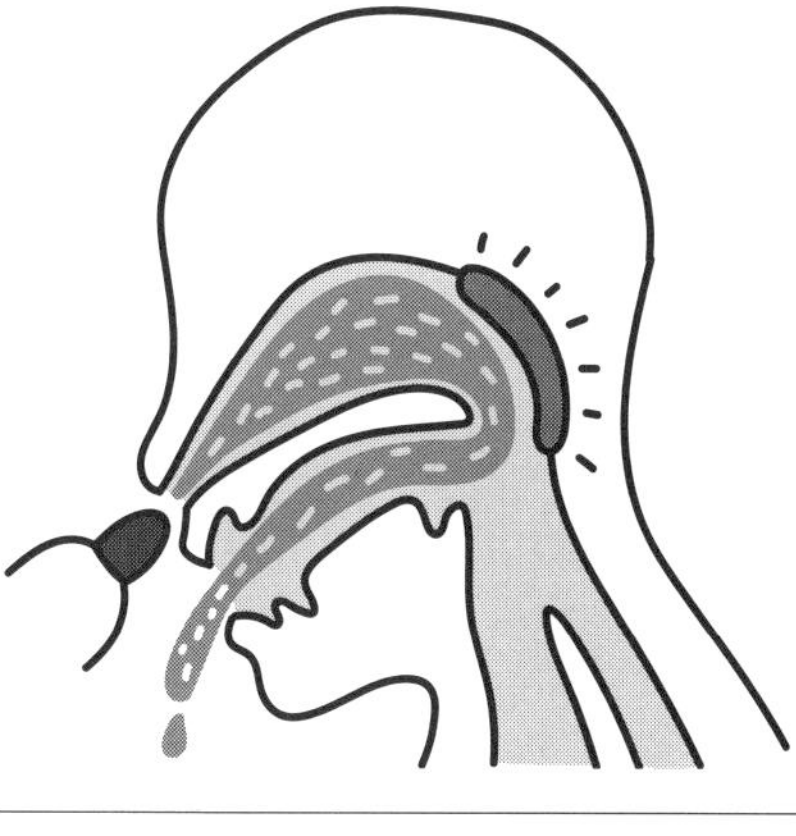

上咽頭をピンポイントで洗浄する

●いつでも、どこでもできるのが利点

鼻うがいは優れたセルフケアですが、150ccを超える鼻うがい洗浄液をつくったり、洗浄液を鼻や口から出したりするため、家の洗面所や浴室で行うことがほとんどだと思います。

一方でいつでも、どこでも簡単にできるのが**「上咽頭洗浄」**です。鼻うがいで使用するのと同じ濃度の食塩水を、頭を60度程度後ろに倒して左右の鼻孔からそれぞれ2cc程度入れます。鼻うがいと違って、洗浄液は少量なので飲んでしまってかまいません。

ポケットやバッグに食塩水の入った小さな容器を入れておけば、のどに違和感があ

いつでもできる上咽頭洗浄

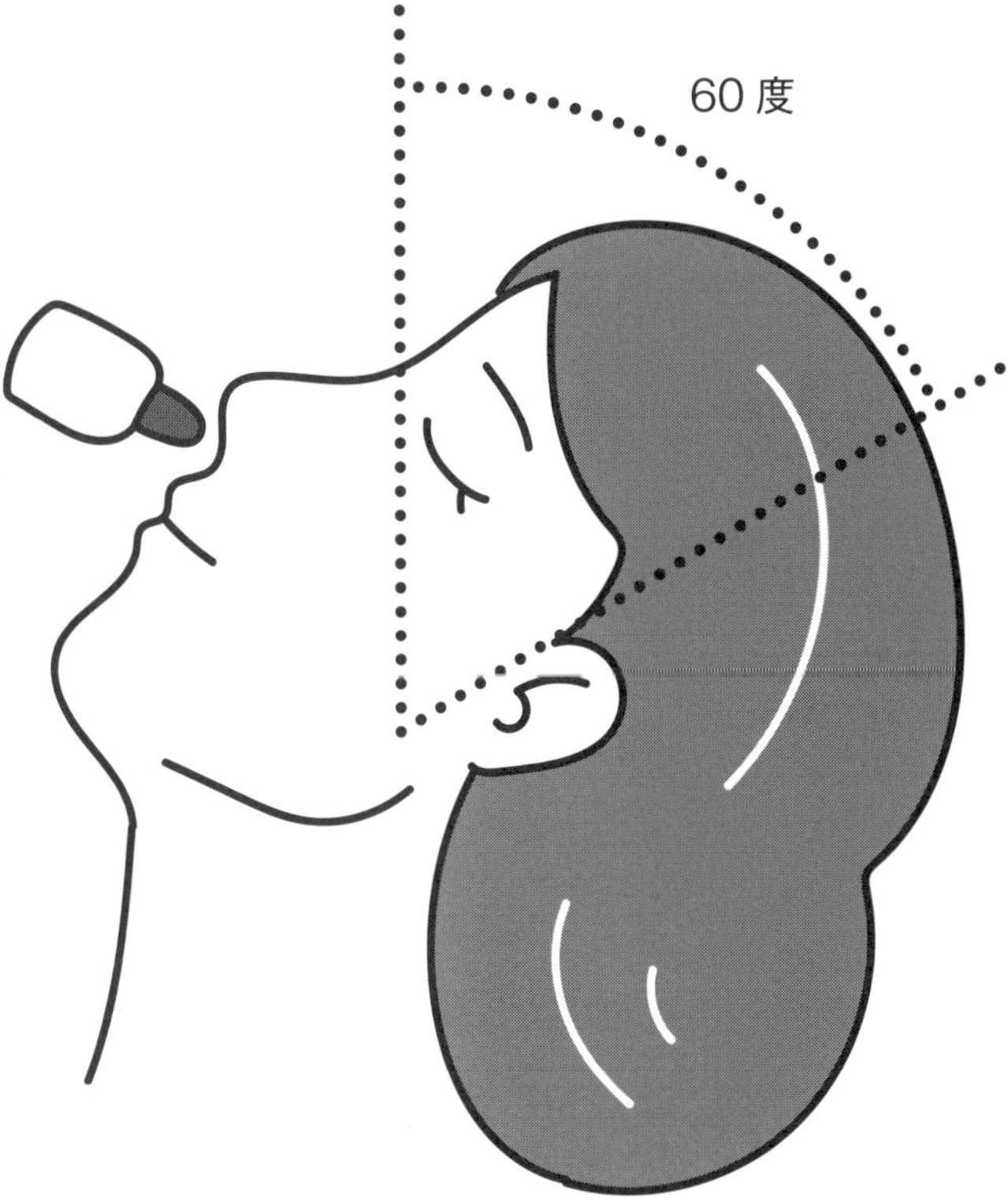

るときや、人混みの中にしばらくいた後など、手軽に上咽頭洗浄を行うことができて大変便利です。

容器は20cc～30cc程度のものが使いやすくておすすめです。ネットで点鼻用の容器を購入するとよいでしょう。

鼻うがいほどの種類はありませんが、上咽頭洗浄用の優れた商品も販売されています。

①ナノデンタルアルファ（オゾンの殺菌効果。日本ビテイリース株式会社ナノスイカンパニー）

②MSMプレフィア（イオウの粘膜修復作用。株式会社純華）

③ミサトールリノローション（梅エキスの抗炎症作用。アダバイオ株式会社）

それぞれに特徴がありますので、詳しくは各会社のホームページを確認してみてください。

「かにゆで体操」で鼻呼吸を習慣にする

●舌の位置が上がり、口輪筋も鍛えられる

慢性疲労症候群、コロナ後遺症、ワクチン接種後症候群などの慢性的な疲労感・倦怠感で悩む患者さんを診療して気づくことは、口角と顎が下がって、背中が丸くなっている方が多いことです。この姿勢では呼吸が浅くなります。さらに、このような方は、口の中で舌の位置が低く、なおかつ後ろに下がっており、口呼吸を習慣としています。

鼻は鼻毛や繊毛があり、粘液も分泌された加温機能が備わった天然の空気浄化装置です。一方、口腔は元来、食物の通り道で、空気の通り道ではないため、浄化機能がありません。つまり、口呼吸は、上咽頭にとって鼻呼吸に比べて過酷な呼吸と言えま

す。それゆえ、**口呼吸の習慣のある人は鼻呼吸の習慣に改めることが上咽頭ケアの第一歩**です。

気道の広さは舌の先端の位置で変わります。歯の先端を下の歯の裏につけるより、上あごにつけた方が、そして、舌を下方に突き出すより、上方に突き出した方が、気道が広くなります（129ページ）。

試しに舌の先端を上あご（口蓋）の凹んだ部位にギュッと押し付けてみてください。背筋が伸びて、鼻での呼吸がしやすくなるのを感じると思います。

こうした特徴をもとに、口呼吸の習慣を是正する運動として私が考案したのが「かにゆで体操」です。

「かっ」：舌の先端を上あごの凹んだ部位に押し付けながら「かっ」。
「に〜」：舌の先端を上あごにつけながら口を思いっきり横に広げて「に〜」。
「ゆ〜」：唇の先をつぼめて突き出しながら「ゆ〜」。

口呼吸から鼻呼吸へ

口呼吸

鼻を通過しないため、浄化されていないほこりやウイルス、
細菌などを含んだ空気が直接咽頭や肺に入る。
一部は上咽頭にも逆流する。

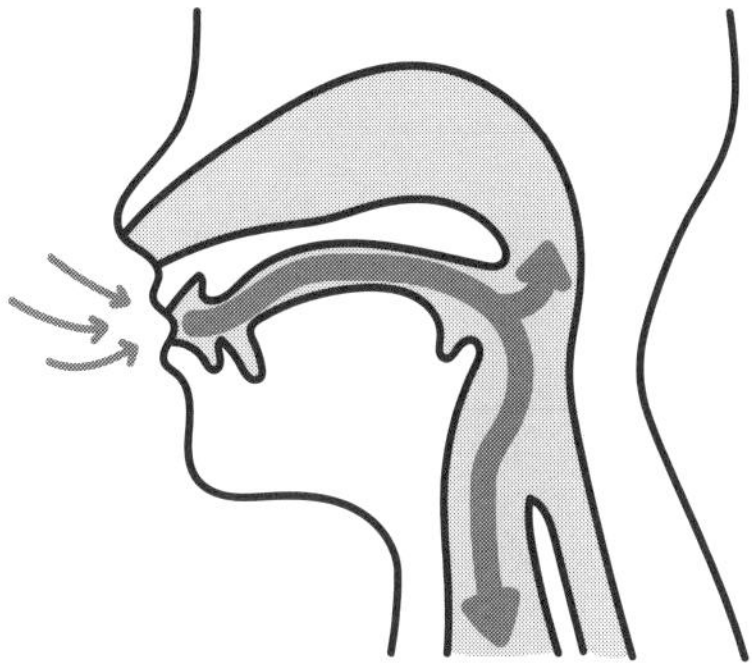

鼻呼吸

鼻を通過することによって、鼻毛、繊毛、粘液、
リンパ組織によって空気は加湿・加温されて浄化される。

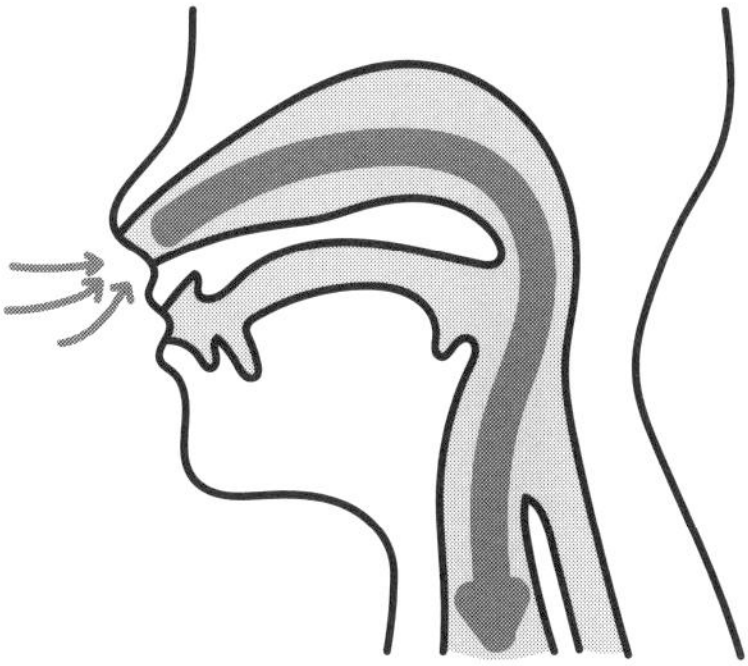

「で～」：上を向いて下あごを突き出しながら、舌先を鼻につけるように出して「で～」。

「かっ」と「で～」が舌の奥の位置を前にして、舌の定位置を上にあげることに役立ちます。「に～」と「ゆ～」はたるんだ口輪筋を鍛えるのに役立ちます。

座位で行うより立位で両手を腰に当てて行うと、「かっ」と「で～」で腹筋が緊張していることがわかり、より効果的です。一日30回「かっ、に～、ゆ～、で～」体操を毎日行うと、舌の先が無意識でも上あごについている状態になります。

「かにゆで体操」で舌の位置を上げる

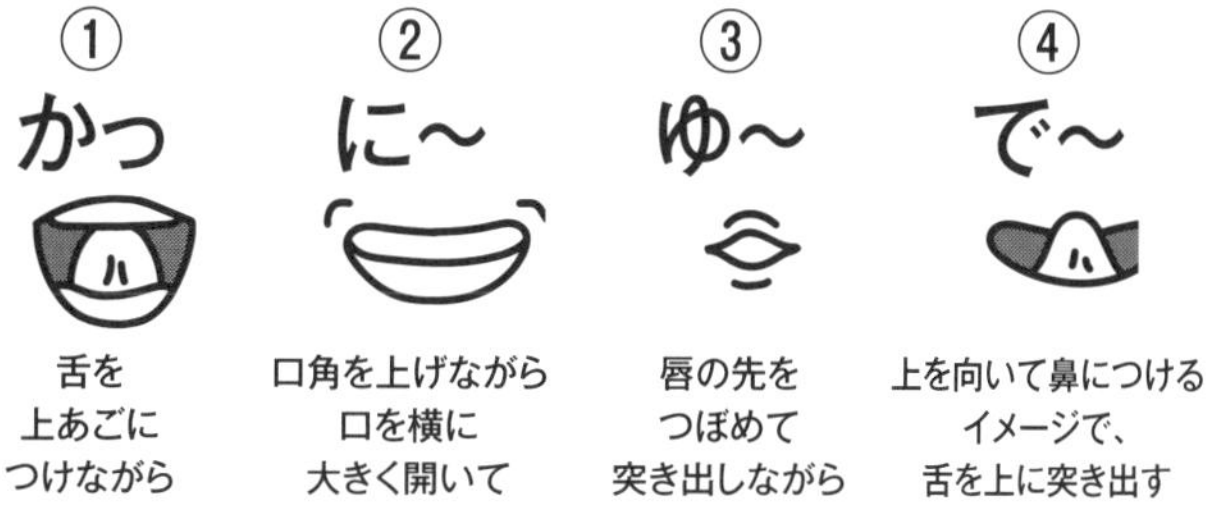
①
かっ
舌を
上あごに
つけながら
②
に～
口角を上げながら
口を横に
大きく開いて
③
ゆ～
唇の先を
つぼめて
突き出しながら
④
で～
上を向いて鼻につける
イメージで、
舌を上に突き出す

※立位で腰に手をあてて行うとより効果的です。

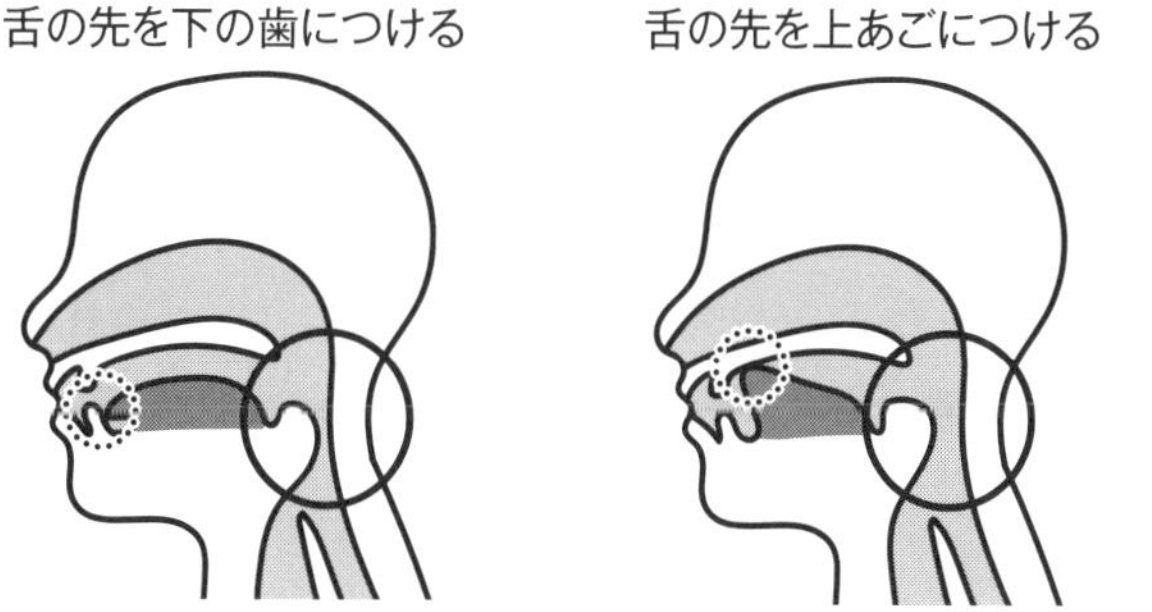
舌の先を下の歯につける
舌の先を上あごにつける

舌先の位置で気道の広さが変わる

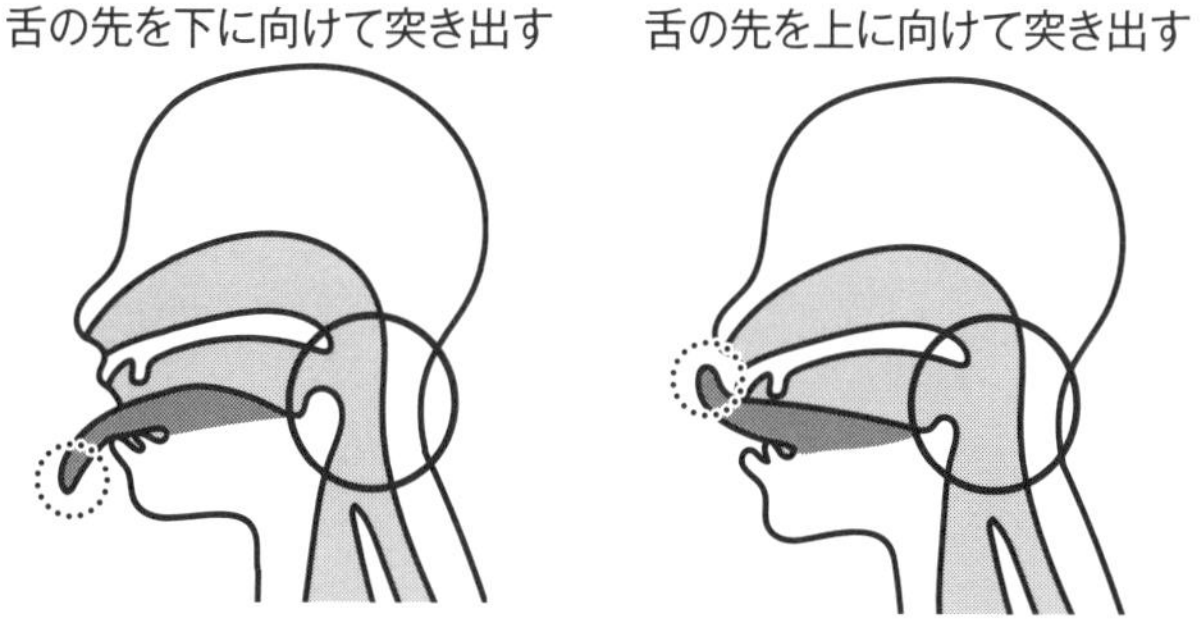
舌の先を下に向けて突き出す
舌の先を上に向けて突き出す

口とじテープで就寝中の口呼吸対策を行う

●睡眠中も鼻呼吸をするために

日中は意識して鼻呼吸をしていても、睡眠中は口呼吸になっている人は少なくありません。上咽頭は口呼吸に弱い部位なので、慢性上咽頭炎を改善するためには睡眠中も鼻呼吸にしなくてはなりません。この点で役立つのが就寝前の**「口とじテープ」（マウステープ）**です。

近年、口呼吸の弊害が注目されるようになって**「マウスリープ」**（株式会社ヨシダ）、**「ネルネル」**（株式会社三晴社）、**「ナイトミン鼻呼吸テープ」**（小林製薬株式会社）、**「セレブリーズ」**など健康関連のメーカーからさまざまな口テープが販売されています。値段は1枚50円程度です。

口とじテープで睡眠中も鼻呼吸に

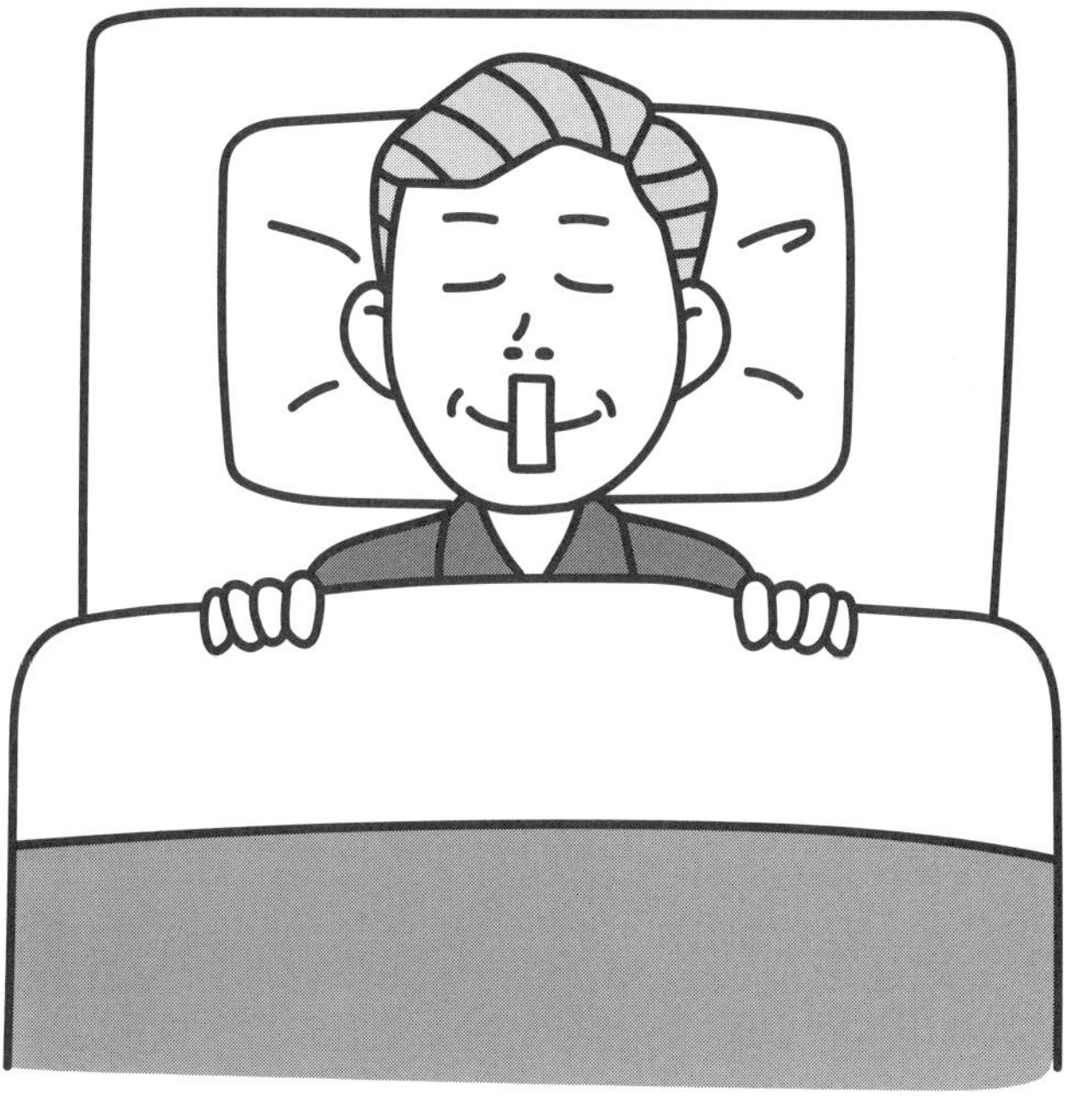

100円ショップではもっと安価な口とじテープが販売されていますし、コストの面では紙絆創膏を切って、寝るときに口に縦に貼れば安上がりです。私自身は、いろいろな絆創膏を試しましたが**「優肌絆」**がおすすめです。最近ではこの優肌絆を使用した**「口とじテープ」**も販売されていてコスト的にもリーズナブルです（アダバイオ株式会社）。使用感などご自分に合ったものを選んでください。

就寝前に貼ったテープが朝起きたときにとれている場合は就寝中に口呼吸をしている可能性が高いです。だからといって、はがれないほど強く貼りすぎてしまうことは、避けてください。また、口テープは、鼻づまりなどで呼吸しにくいときには使えません。鼻に問題があるときは、使用前に必ず医師に相談しましょう。

首湯たんぽで副交感神経をケアする

●胸鎖乳突筋と僧帽筋をほぐし、上咽頭の血行も改善

迷走神経は副交感神経の8割を占める自律神経システムにとって最も重要な神経です。この迷走神経の付録のような神経に副神経があります。迷走神経は10番目の脳神経であるのに対し、副神経は11番目の脳神経で、脳を出て途中で迷走神経から枝分かれをします。コロナ後遺症では迷走神経に炎症が生じることで迷走神経の機能障害が起き、その結果として副交感神経の働きがおかしくなると述べましたが、その影響は、当然のことながら迷走神経の付録である副神経にも及びます。

なお、迷走神経は中枢（脳幹）に情報を送る求心性の感覚神経と、脳幹から臓器へシグナルを送る遠心性の運動神経から構成されますが、副神経は遠心性の運動神経のみです。

ところで、首こりや肩こり、背中の重苦《じゅうく》感は胸鎖乳突筋と僧帽筋のこりによって生じます。実は首こり、肩こり、背中の重苦感は、副神経の機能障害のシグナルなのです。首こりや肩こりはストレスによって生じますが、腕の筋肉や太ももの筋肉が、ストレスでこってしまうことはありません。その理由は、胸鎖乳突筋と僧帽筋が脳神経である副神経の支配を受けていることと関係しています。

ストレスで迷走神経の機能障害が生じて胃腸の具合が悪くなるように、ストレスで副神経の機能障害が生じて、首こり、肩こり、背中のこりが現れるのです。

この首、肩、上背部のこりをやわらげるのに有効なのが**「首湯たんぽ」**です。首の後ろを温めると胸鎖乳突筋と僧帽筋の緊張もほぐれて首こり、肩こり、背中のこりが改善します。また上咽頭の周りの血行がよくなることで、慢性上咽頭炎に特有のうっ血状態が改善します。

首の後ろを温める便利な器具としては電子レンジで温めるネックウォーマーや使い捨てカイロを用いたネックウォーマーなどさまざまなものがあります。

首を温めてこりを改善

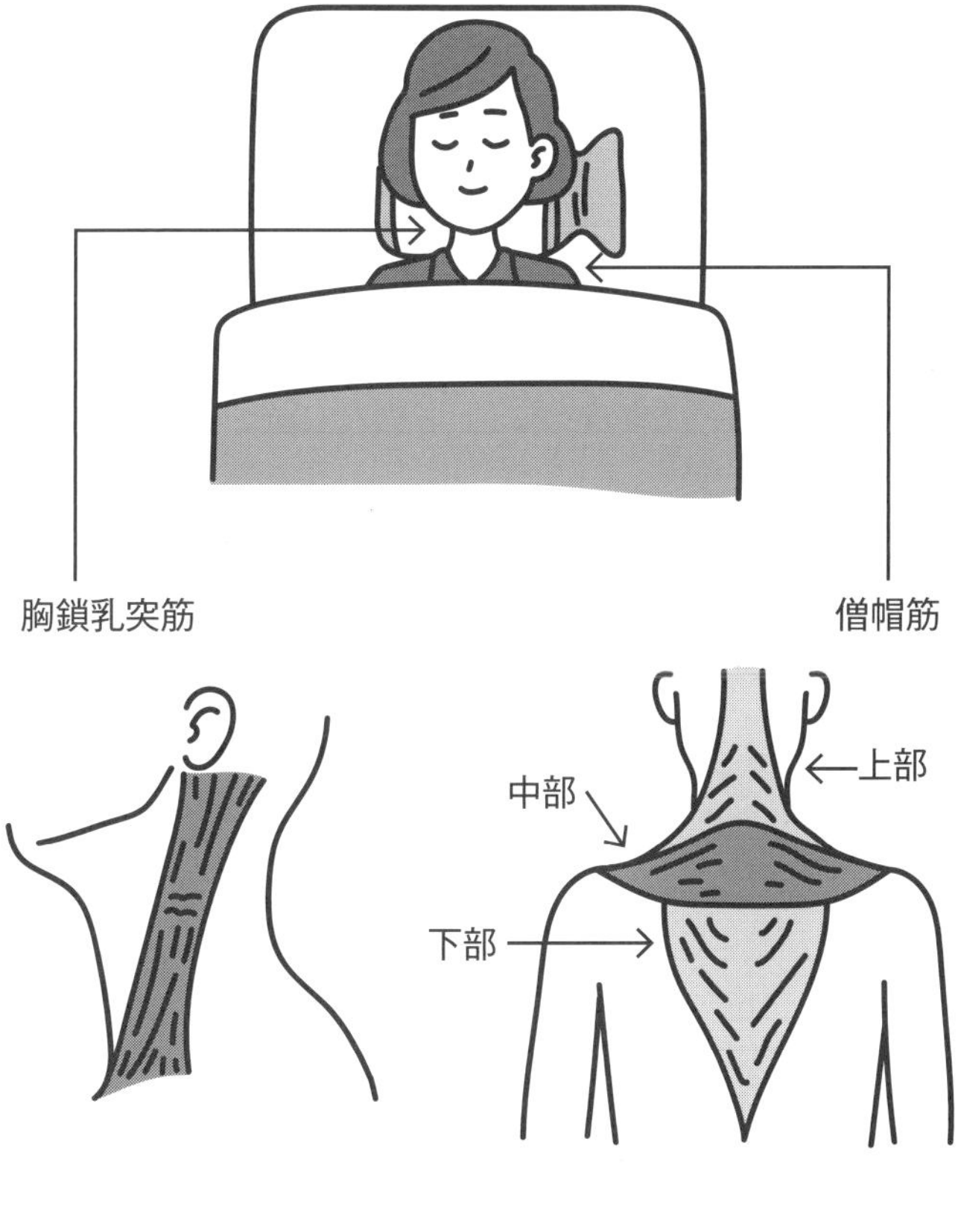

私のおすすめはゴム素材で軟性の昔ながらの湯たんぽです。湯たんぽに熱いお湯を注ぎ、タオルで包むなどして首の後ろに当てて、上向きに寝て5分もすれば、こりが楽になり、鼻の通りが良くなることを実感できます。

●暑くても首の後ろを冷やすのは厳禁

なお、夏の暑い時期にネッククーラーなどで首の後ろを冷やすことは、そのとき気持ちがいいものの、体調不良の原因となります。額や首の前の部分を冷やすことは問題ありませんが、汗をかくような暑い日でも、首の後ろだけは冷やしてはいけません。夏場に冷房で体調を崩す原因として首の後ろの冷えは重要で、慢性上咽頭炎の悪化につながります。

神経系のエネルギーの滞りを改善する

●機能性身体症候群の患者さんが急に歩けなくなる理由と仮説

87ページで紹介した機能性身体症候群は、CTやMRIなどの検査をしても器質的な異常が見つからないことが特徴です。とはいえ、患者さんには共通する症状があるわけですから、何か原因があるはずです。

「脳の炎症」はその原因の有力候補の一つですが、私が以前から注目しているのは**神経系を伝わるパワー（エネルギー）の流れの異常**です。これまでたくさんの機能性身体症候群の患者さんを診療してきましたが、その中には少し前までは元気だったのに、突然、体や脚がふにゃふにゃになって、まともに歩けなくなってしまった患者さんが何人もいました。その様子はちょうど、電気自動車が何らかの原因で電気が流れずに突然動かなくなってしまうように、体の神経系を伝わるエネルギーの流れが何か原因があって、途中で止まってしまったかのように私には感じられました。なお、このような患者さんもＥＡＴを行った直後から、一定の改善を得ることができます。

医学のテクノロジーが進歩し、脳局所の炎症や血流を客観的に捉えることができるようになりましたが、神経系を伝わるエネルギーを測定する技術は、残念ながらまだ存在しません。機械を使って数量化したり、画像診断で可視化したりすることができないものは現在のエビデンス（科学的根拠）重視の医学の世界では認められることはありません。そのため、定量化できない「神経系のエネルギー」という考え方そのものが現代医学では欠落しています。

一方、西洋医学の先進国であるドイツには、20世紀にパウル・シュミット博士が創始して発展させた波動医学という現代医学の潮流から外れた面白い分野があります。その本質はエネルギー医学であり、東洋医学の「気」と同様のものです。波動医学では、自然界に存在する「波動」を用いて、体の「エネルギー」の滞りを同定し、それを解消して、本来の流れに整えていきます。

その考え方の前提として、波動医学ではこの世のすべてのものは固有の波動を持っており、全身に60兆個ある細胞の一つひとつに、「生命力を与えているエネルギーの流れ」があるとしています。東洋医学では、はるか昔からそれを「気」と呼び、その流れを整えることで生命力を活性化する方法を追求してきました。つまり、「生命エネルギー」＝「気」というわけです。

波動医学では人体を構成する臓器や神経にはそれぞれに固有の周波数があるとして、細胞が出す波を観察しようとするのが診断法の基本になります。具体的には共鳴現象を利用した周波数を検知する機械を用いて体の中のエネルギーの流れの滞りの部位を同定します。

かねてより、「機能性身体症候群の患者さんには神経系のエネルギーの流れに滞りがあるのでは」と考えていた私は、この波動医学の概念に出会った2017年から、機能性身体症候群の患者さんのエネルギーの滞りをドイツ振動医学推進協会（http://www.vereinigung-schwingungsmedizin.de/en/）が推奨している、計測器具（商品名レヨコンプ）を用いて調べてみることにしました。すると、驚いたことに、これまで、当院にて機能性身体症候群の治療でＥＡＴを実施した１１９０人の患者さんへの検査では、**鼻咽頭の滞りを１１７４名（98・６％）、自律神経系の滞りを１１７１名（98・４％）**と極めて高率に認めました。

この高い数値が真実を表しているのであれば、ＥＡＴにエネルギーの滞り（気の滞り）を解消する治療を併用することで、慢性疲労症候群などの機能性身体症候群に対する治療の効果向上につながりそうです。そこで現在私が採用している、エネルギーの滞りの改善に役立つ鍼治療、チクチク療法、かっさ治療について項をあらためてご紹介していきます。

ドイツ波動医学の診断原理

西洋医学が、細胞を採取して観察しようとするのに対し、
波動医学は細胞が出す波を観察しようとする。

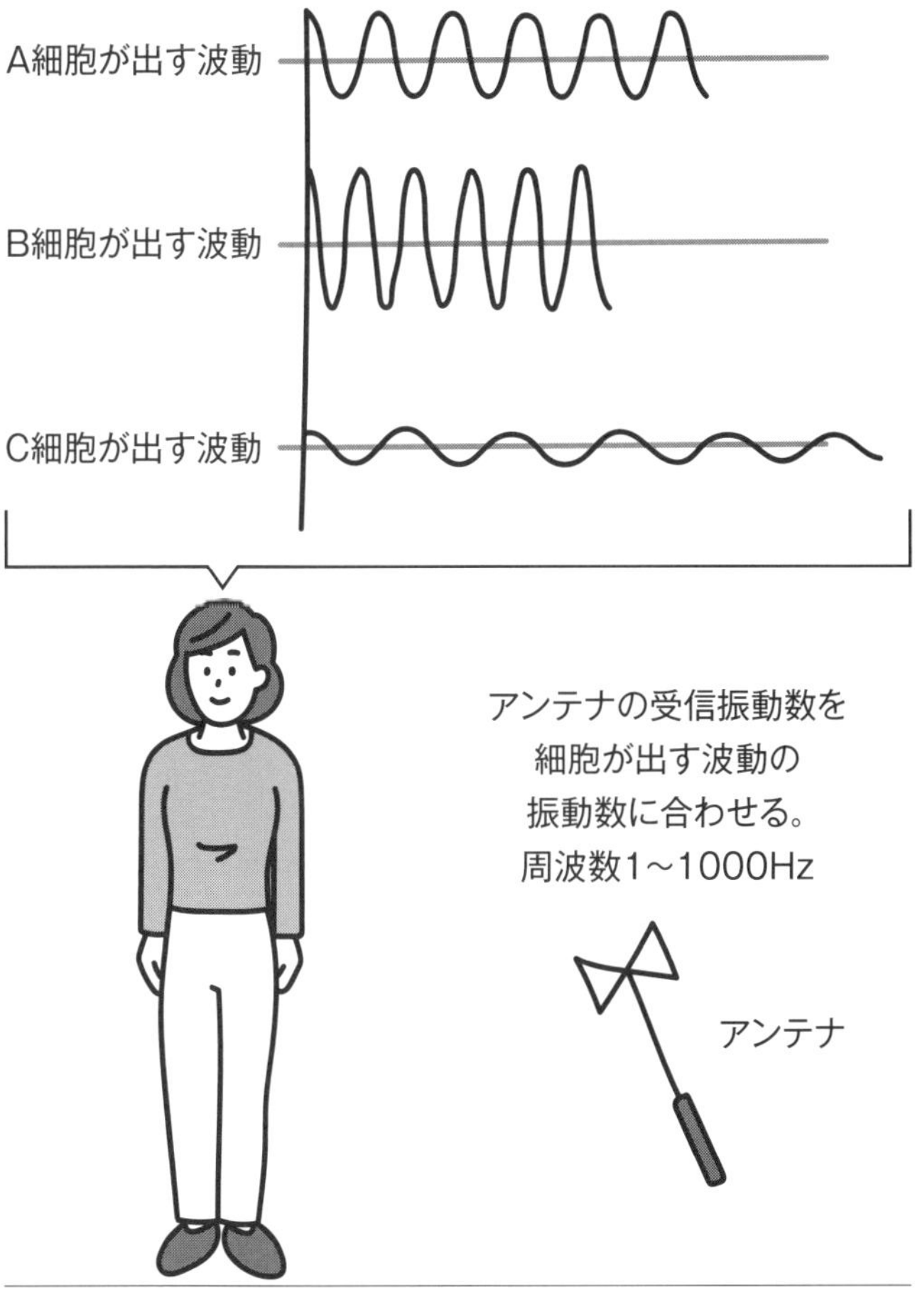

頭部に鍼治療を行う

●山元式新頭鍼療法とは

東洋医学では生命を生かしていくエネルギーを「気」という概念で表します。「気」は一つではありません。運動、成長、免疫、防御、代謝、維持、治癒、思考、記憶等、肉体的に、精神的に、さまざまな活動をしている「気」があります。東洋医学の観点から慢性疲労を引き起こす体質は「気虚」「腎気虚」「気滞」の三つがあり、次のように定義されています。

・「気虚」は気が不足しているタイプで、特に消化器系の機能低下と関係があるとされています。

・「腎気虚」は身体的、情緒的、精神的、環境的なストレスが重なったり、強すぎたりしたために、体が耐えきれなくなっている状態です。腎気虚があると、朝、起きることができないほどの疲労感、倦怠感が生じるとされます。

・「気滞」は「気」の流れが滞っているタイプで、血流や水代謝にも影響を与えます。特に冷え、こりが出ます。この冷え、こりが疲労、記憶力の低下を招くとされています。

私が機能性身体症候群との関連で特に重要だと考えているのが最後の**「気滞」**です。気滞は、過労、睡眠不足、水分不足で起こるとされています。東洋医学では代謝によって生まれた熱は頭部に昇っていき、血流が悪いせいで発散されないと頭にこもるとされています。頭に熱がこもると脳の働きが鈍り、熱がこもっているせいでイライラしやすくなります。普段から過労で水分不足な人は熱を冷ませず気滞が起こりやすくなり、また、気滞を解消する睡眠が不足していると慢性化します。気滞は自律神経の機能低下を起こすため、自律神経障害の症状が現れるとされています。

気滞に対して鍼治療は速効性があり、「気」は停滞しても慢性化していなければツボに鍼を打つことで速やかに滞りが改善するといわれています。また、疲労感・倦怠感、関節痛、筋肉痛、頭痛、睡眠障害といった慢性疲労症候群の代表的な症状は、もともと鍼治療が得意とする分野の症状です。

慢性疲労症候群、コロナ後遺症、ワクチン後遺症などの機能性身体症候群の患者さんでは検査を行っても異常が見つからないことがほとんどです。ところが最近になり、慢性疲労症候群患者と健常者を対象とした、神経の炎症にかかわる免疫担当細胞（ミクログリアなど）の脳内での活性化を、陽電子放射断層画像法（ＰＥＴ）で観察した臨床研究で、慢性疲労症候群患者の脳では、広い範囲で炎症が生じていることが確認されました（文献16）。

さらに、脳の、①扁桃体、②海馬（記憶・抑うつ）、③視床下部の炎症と症状との相関も明らかになってきました。

残念ながら、脳の炎症といっても、通常の検査での異常の検出は困難で、例えば、血液検査の炎症反応が陽性になるわけではありません。しかし、脳の炎症を治すことが慢性疲労の治療のポイントであるとは言えそうです。

そこで、EAT以外でこの脳の炎症を治す治療法として私が注目したのは、**「山元式新頭鍼療法」（YNSA）という頭の鍼治療**です。YNSAは宮崎県の医師、山元敏勝先生が半世紀をかけて開発した日本オリジナルの鍼治療です。体のツボに鍼を刺す一般的な鍼治療とは異なり、山元先生が独自に発見された頭部の反射区に鍼を刺すところがこの治療の特徴です（147ページ）。

YNSAは**「痛み」（頭痛、首痛、肩痛、腰痛、膝痛など）**や**「自律神経症状」（めまい、耳鳴り、動悸、パニック障害、起立性調節障害、うつ、しびれなど）**などの疾患に対して、主に頭のツボを使うことで即効性のある治療効果を上げているようです。

YNSAが「脳の炎症」にどのような影響を及ぼす治療法であるかは不明ですが、症状のある肩や腰などではなく、YNSAが治療ポイントを頭に置いていることに私は魅力を感じずにはいられませんでした。そこで、私は仙台市内でYNSAを用いた鍼治療で実績をあげている横山大輔先生にお願いして、週に一度、ＥＡＴで改善が不十分な慢性疲労症候群やコロナ後遺症などの患者さんにＹＮＳＡを中心とした鍼治療を実施していただくこととしました。

●ＥＡＴでは改善しなかった握力が日常生活を送れるまでに回復

Ｃさんは27歳工員。２０２１年9月に2回目のコロナワクチン接種後より手と足の関節痛、頭痛、倦怠感、脱力感、首こり、肩こりの症状が出現。脳神経内科や整形外科でＭＲＩなどの検査を行うも異状はなく、最終的には脊椎性関節炎として専門医のもとで治療を受けていました。しかしながら症状の改善は乏しく、休職に追い込まれ、発症から1年経過した時点で慢性上咽頭が関連しているかもしれないという主治医の判断で当院に紹介になりました。

Ｃさんは左利きでワクチンは右腕に接種していました。初診時、握力が右34・5kg、左12・4kgと左握力の著明な低下を認めました。診察したところ激しい慢性上咽頭炎を認めたため、週に一度のＥＡＴを継続することにしました。その後、３カ月間ＥＡ

頭の鍼治療における治療ポイントと脳神経とのつながり

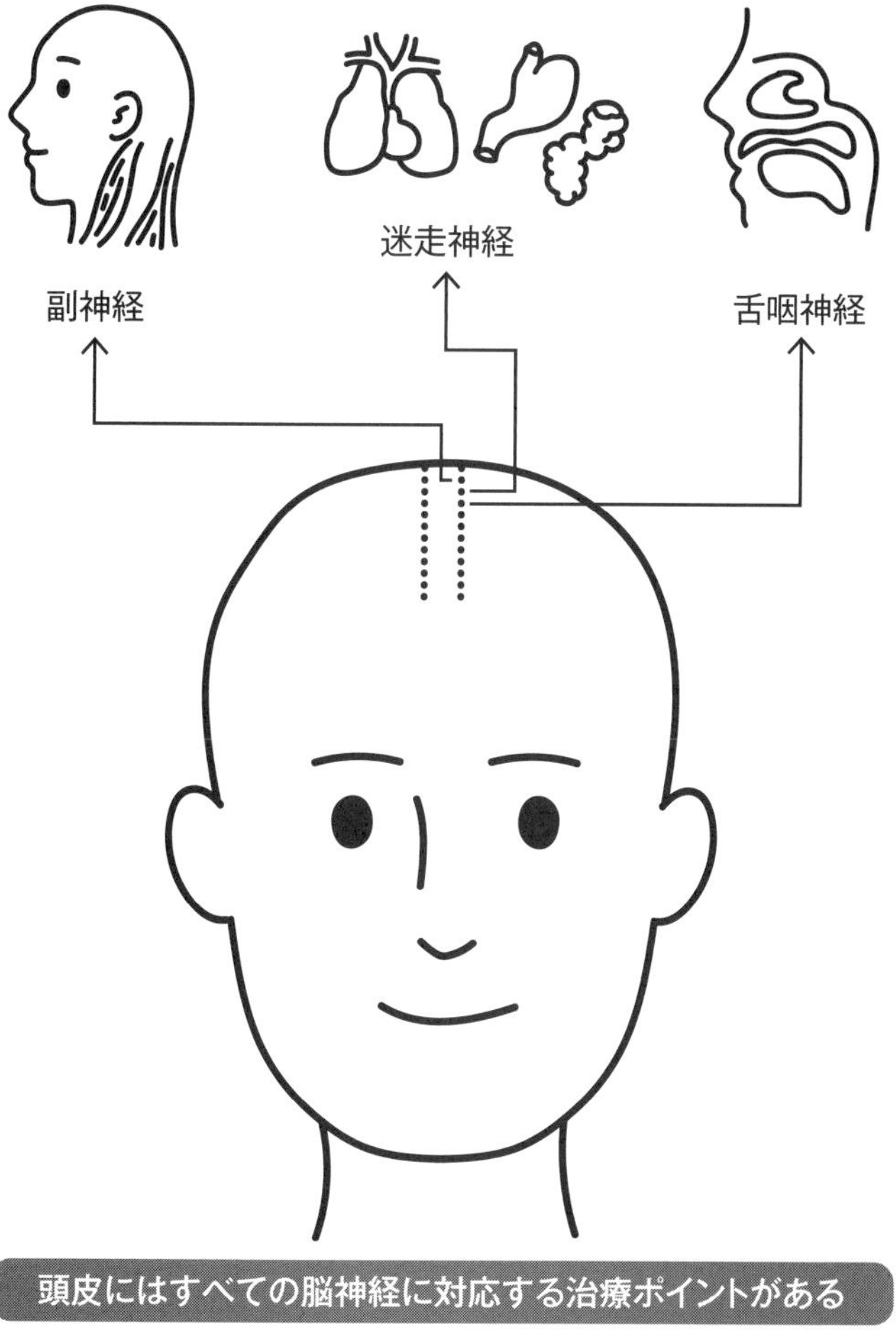

頭皮にはすべての脳神経に対応する治療ポイントがある

参考:加藤直哉, 他『山元式新頭鍼療法の実践』(三和書籍)

Tを継続したところ倦怠感、疲労感、首こり、肩こりの症状は消失しましたが、左手の握力だけは20・0kgまでしか戻りませんでした。

その後、休職期間が終わり仕事に復帰したものの、利き手の左手で力作業をするようになり、再び握力低下が悪化してしまい、ついに仕事の継続が困難な状態になってしまいました。

そこで、横山先生にYNSAを含めた鍼灸治療を試していただいたところ、驚くべきことに**初回の治療で左手の握力が18・6kgから28・6kgにまで改善しました**。その後も力仕事による症状の多少の変動はありますが、EATと鍼治療の併用で、仕事も、日常生活も支障のない日々を送ることができています。

皮膚に刺激を与えて自律神経を整える

●脳神経外科医が考案したチクチク療法

「チクチク療法」（無血刺絡療法）とは、脳神経外科医の長田裕先生が発案した、その名の通り皮膚からチクっとした刺激を与えることで、**「嫌なモノ反射」を利用して副交感反応を呼び起こし、自律神経を調節**する日本オリジナルの治療法です。

痛みの刺激は、通常であれば交感神経を刺激するのですが、「一瞬のチクッとした刺激」の場合、交感神経だけでなく、痛みに対する脳幹（延髄）での反射を介して副交感神経をも刺激します。チクチク療法の目指すところは、チクっとした刺激という「きっかけ」を体に与えて自然治癒力を生かす（副交感神経レベルを上げる）治療とされています。きわめて簡単な治療法ですが、チクッとした痛みにより交感神経レベルを上げて、その反射で副交感神経レベルも上げるというユニークな治療法なのです。

脊髄神経節から伸びる感覚ニューロンによって支配される30等分された皮膚感覚の領域をデルマトームと言いますが、チクチク療法では脳・脊髄につながる神経走行に沿った「デルマトーム理論」に基づいてチクチク刺激を行います。

チクチク療法は、以下の症状に特に有効だとされています。

①打ち身・ねん挫・内出血などの急性期の痛み
②しびれ疾患
③腰痛・坐骨神経痛を伴う腰のヘルニアや梨状《りじょうきん》筋症候群
④歩行障害を伴う脊柱管狭窄症や梨状筋症候群
⑤手や腕のいわゆるニューロパチーと呼ばれるしびれ・痛み
⑥膝・股関節・首の痛み、首のコリ、五十肩

また、長田先生は慢性疲労症候群やコロナ後遺症の患者さんにおけるチクチク療法

の有効性についても報告されています。

チクチク療法は原則として鍼治療と同じように鍼灸師を中心として医師、歯科医師など、国家資格のある医療者によって行われる治療ですが、その方法を理解し、適切な道具を用いて行えば、医療者でない人でも、自分自身に対して安全に実施することができます。これは鍼治療にはないチクチク療法のメリットであり、長田先生も勧めています。これが自分で行う**「自己チク療法」**です。

●何を使って刺激をするか

チクチク療法にはチクチク刺激に使う道具が必要です。自己チク療法で身近なものを利用するのであれば、①インクの切れたボールペン（ボールペンの先で刺す）、②爪楊枝（一本、もしくは数本を輪ゴムで束ねて使用）などがチクチク療法に使用可能とされています。刺したときに「イタッ」と感じ、出血まではしない強さがチクチク療法のポイントですから、これらの道具の刺激は若干弱いと私は感じています。

一番のおすすめは長田先生が考案したチタン製の**「チクチクバンバン」**で、株式会社カナケンが発売しており、ネットで購入できます。刺した跡が凹んで残る程度の強さで「チクッ」と、治療ポイントを刺していきます。慢性疲労のある患者さんにおすすめの治療ポイントは、①頭、②顔、③首・肩、④爪です。

●頭の自己チク療法の行い方

コロナ後遺症や慢性疲労症候群では副腎から分泌されるコルチゾール量が低下していることが指摘されていますが、頭のチクチク療法により脳内の副交感神経系が刺激され、視床下部―脳下垂体―副腎系が活性化されると想定されています。

百会《ひゃくえ》を中心に40、50回、渦巻状にチクチク刺激を加えます。百会とは、頭のてっぺんのツボで、両方の耳孔（耳の穴）を結んだ線と、後頭部の中央と鼻を結んだ線（正中線）が交わる場所です。

なお百会は東洋医学では重要な治療ポイントで、全身の気の通り道である経路が交

頭の自己チク療法

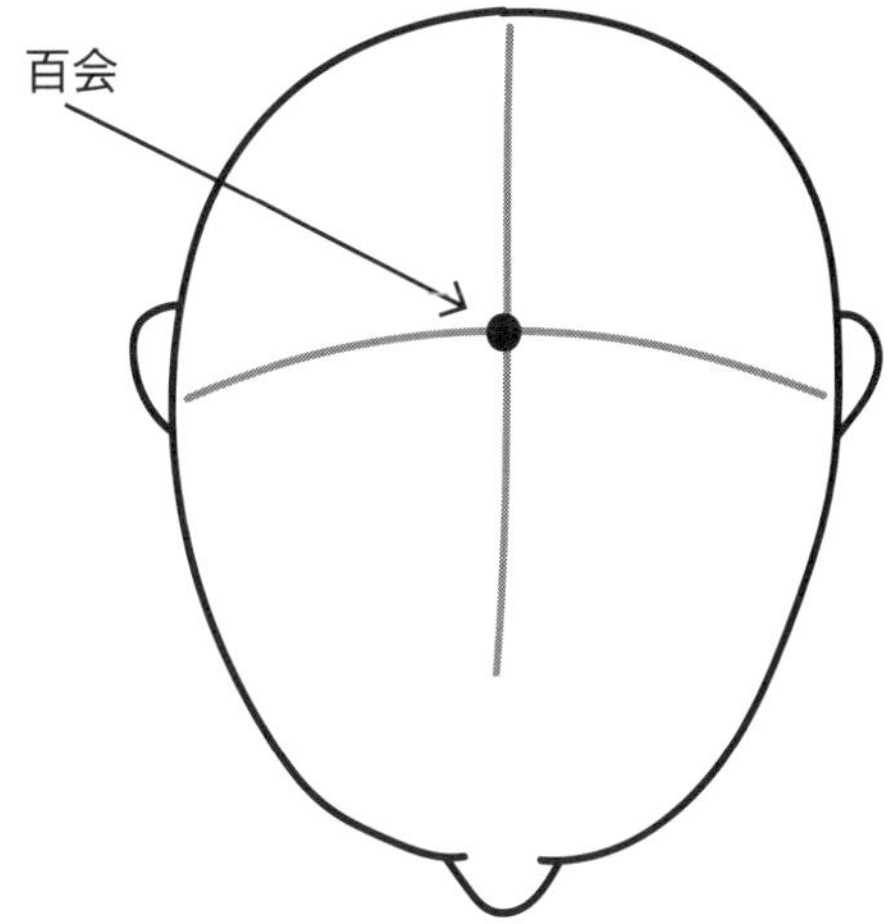

百会を中心に40〜50回、
渦巻き状にチクチク刺激を加える

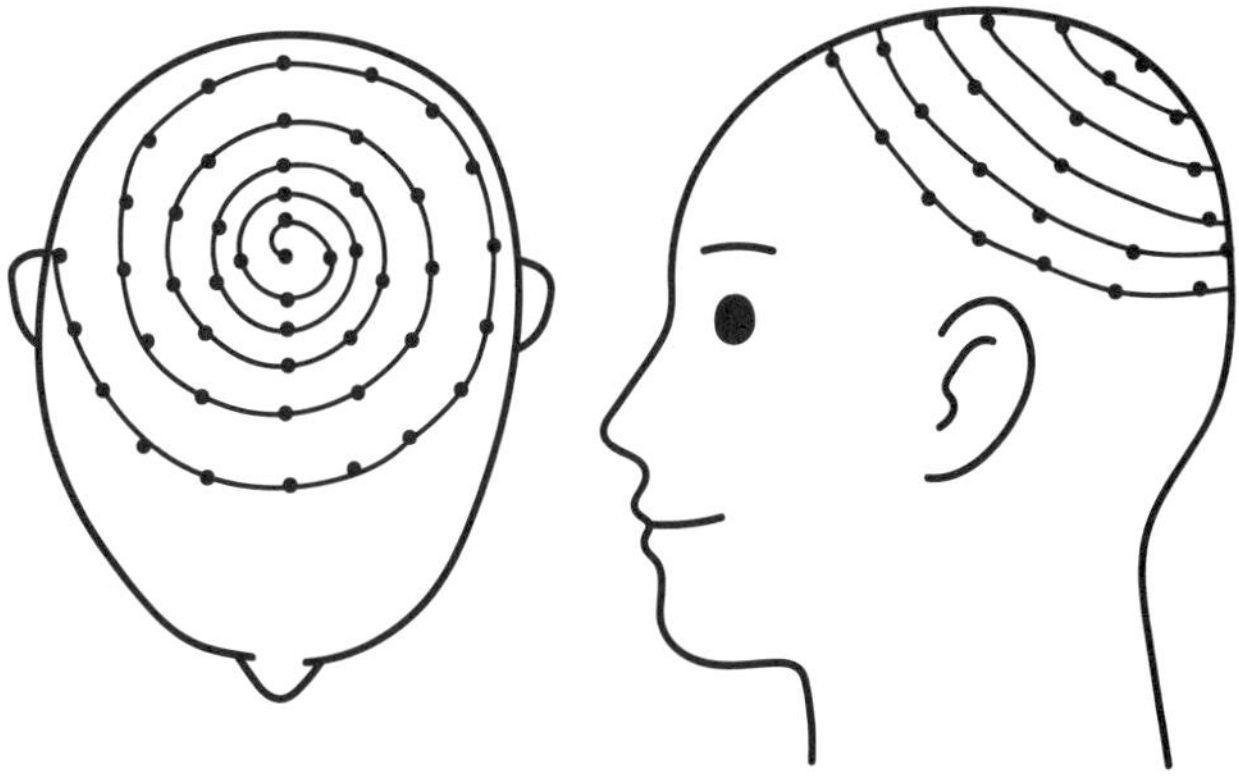

参考:長田裕『自分でできるチクチク療法』(三和書籍)

わっている場所です。以前より、百会を鍼で刺激すると自律神経障害に効果があるとされており、鼻閉・目の疲れ・肩こり・不眠症・めまい・低血圧・疲労感・頭痛・便秘・痔などに有効といわれています。

●顔の自己チク療法の行い方

顔の皮膚は脳神経の一つである三叉《さんさ》神経に支配されています。顔のチクチク刺激は迷走神経刺激と同じように三叉神経を経てシグナルが脳幹、大脳へと伝わり、自律神経をはじめとする脳の機能を賦活化することにつながります。

顔に自分でチクチクを行う場所は次ページの通りです。考案者の長田先生によれば、一回の顔の自己チク療法で40～50カ所（回）のチクチク刺激を行うのが良いとのことです。

●首と肩の自己チク療法の行い方

慢性疲労を訴えるほとんどの患者さんには首こり、肩こりがあります。迷走神経に

顔の自己チク療法

目パート・鼻パート・口パート
の順にチクチク刺激を加える。
目安は全体で
40～50カ所（回）。
回数が多くならないように
注意。

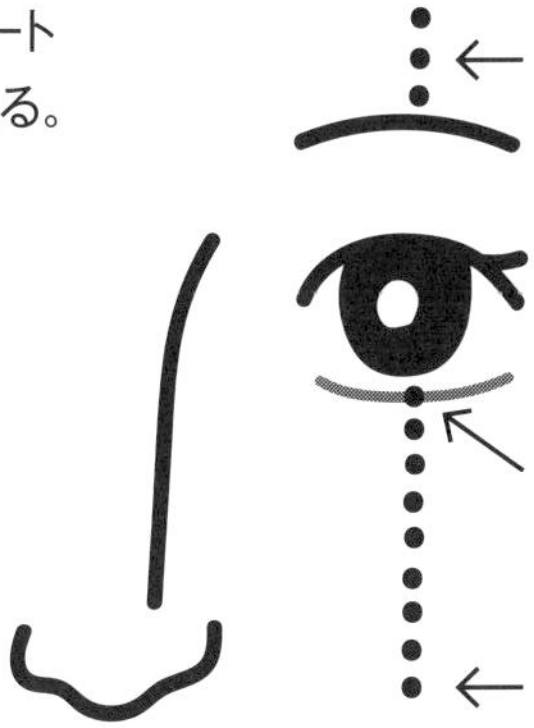

全体図

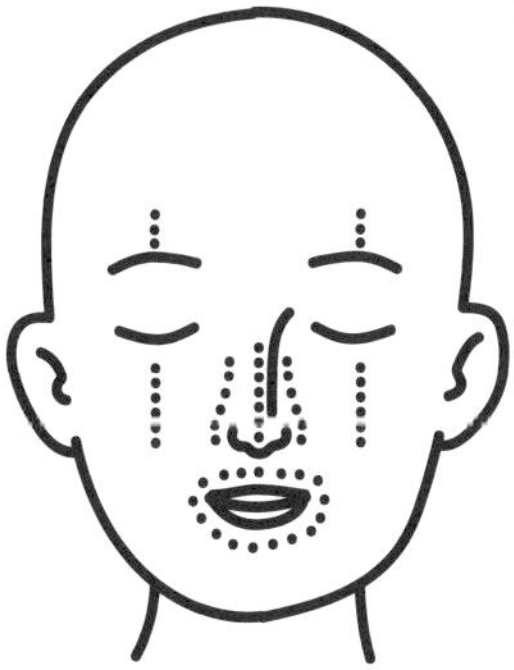

● 目の下のチクチクポイント
瞳孔の上下のライン上を細かく
チクチク刺激する。
上側はまゆ毛の中央から1cm
下側は下目袋の中央から鼻孔の
ラインまでを刺す。

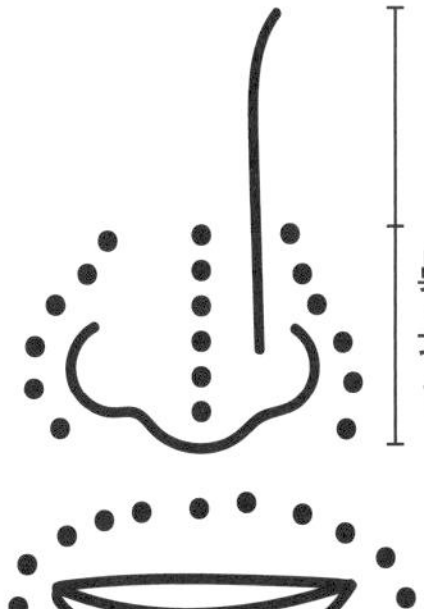

● 口のチクチクポイント
くちびるの周りを
チクチク刺激する。
くちびるから0．5～1cm
離れたところがポイント。

参考:長田裕『自分でできるチクチク療法』（三和書籍）

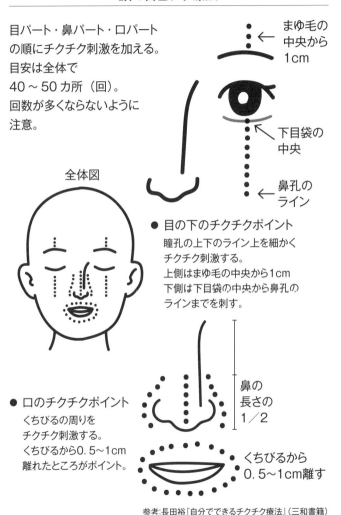

炎症があれば迷走神経から分岐した副神経にも障害が起きるため、副神経に支配される胸鎖乳突筋と僧帽筋の異常である首こり、肩こりが生じるのは当然です。

迷走神経を刺激するEATは、迷走神経の遠心性運動神経から分岐した副神経の支配を受ける胸鎖乳突筋と僧帽筋のこりにも有効ですが、首・肩のチクチク療法の場合は**チクチク刺激が脊髄を経由して、脳幹の中枢に伝わり、次に中枢からの反射により副神経が刺激される**ことで首こり、肩こりが改善すると考えられます。

デルマトーム支配領域のチクチク刺激を行うと、首こり・肩こりが改善します。胸鎖乳突筋の真ん中後ろ側に天窓《てんそう》という、肩こりの特効ポイントがあることが東洋医学では知られています。

●爪の自己チク療法の行い方

副交感神経レベルを上げる治療として、特に手の冷えがある患者さんにおすすめなのが爪チク療法です。爪チク療法では、両手指の爪の生え際にある井穴《せいけつ》を刺激します。

手足の爪脇に存在する治療ポイントである井穴に点状出血を起こして刺激することによって、神経反射を誘発して自律神経の異常亢進を抑制する、浅見鉄男先生が確立

首と肩の自己チク療法

A・A' は首こり、B・B' は肩こり、C・C' は
肩甲間部のこりに対する刺激部位。
それぞれの範囲をくまなく渦巻き状にチクチク刺激する。

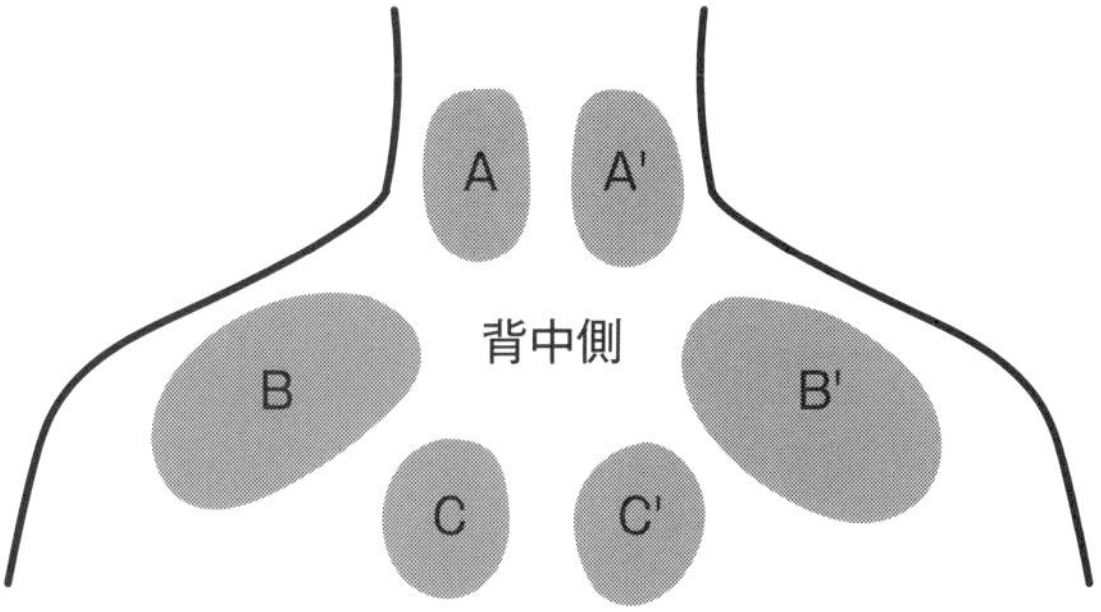

首と肩はデルマトームC3から
T3までの支配を受ける

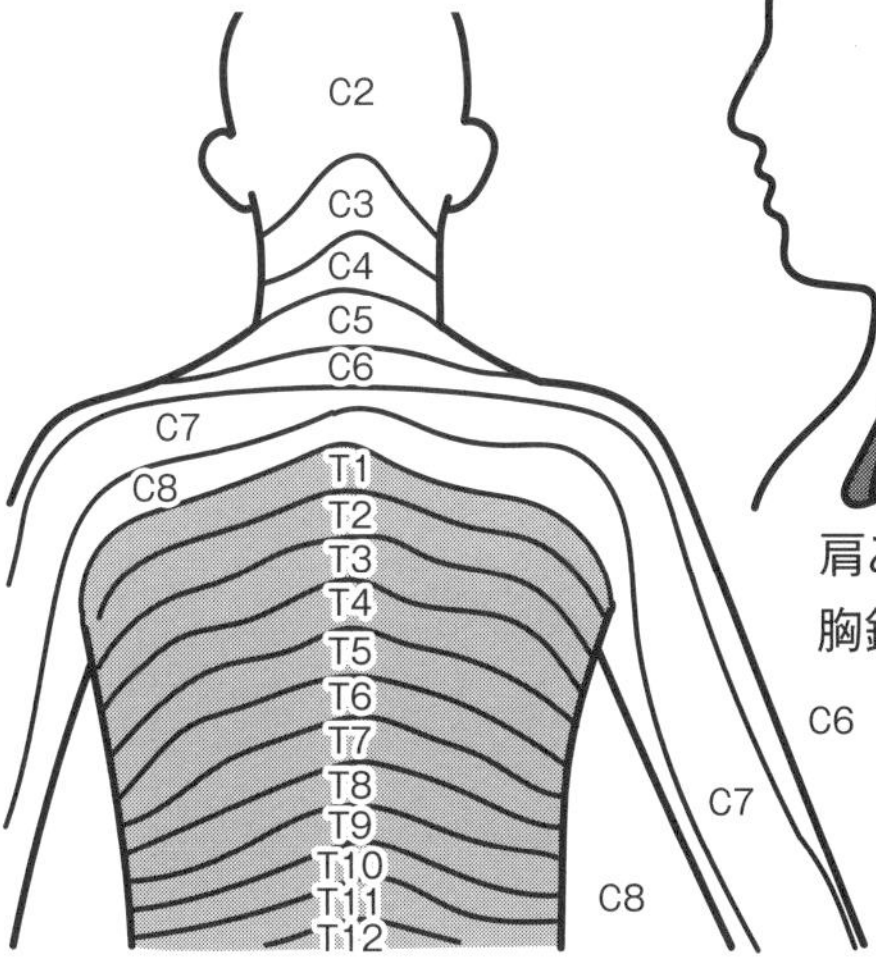

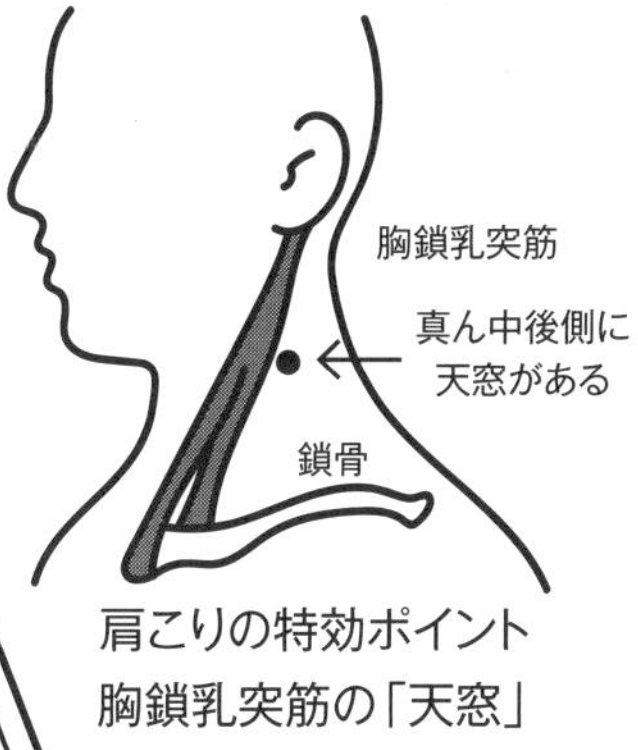

肩こりの特効ポイント
胸鎖乳突筋の「天窓」

参考:長田裕『自分で
できるチクチク療法』
(三和書籍)

されたとされる井穴刺絡療法という鍼治療があります。長田先生が考案された爪チク療法は点状出血を起こさずに、痛み刺激のみで井穴刺絡療法と同様の効果を期待したものです。

この爪チク療法で即効的な副交感神経反応が生じて手の血流が改善し、それまで冷たかった手指がすぐに温かくなるケースは私の経験した範囲でも少なくありません。

●チクチク療法の効果のメカニズム

36ページで「脳の炎症」とミクログリアの活性化について述べましたが、慢性疲労症候群の類縁疾患である線維筋痛症では、脊髄でも「脳の炎症」と同じような現象である「脊髄の炎症」が起きていることが、線維筋痛症モデルマウスを用いた最近の研究で報告されています。

ミクログリアとは、脳や脊髄（中枢神経）に存在する免疫担当細胞です。ミクログリアは正常な脳や脊髄では細長い突起を動かしながら周囲の環境に異常がないかを監

爪の自己チク療法

指の爪の生え際の両端から2mm離れた部位（井穴）に、
親指の外側から順にボールペンの先などで強く刺していく。
それぞれのポイントを1回ずつギュッと刺すだけでOK。

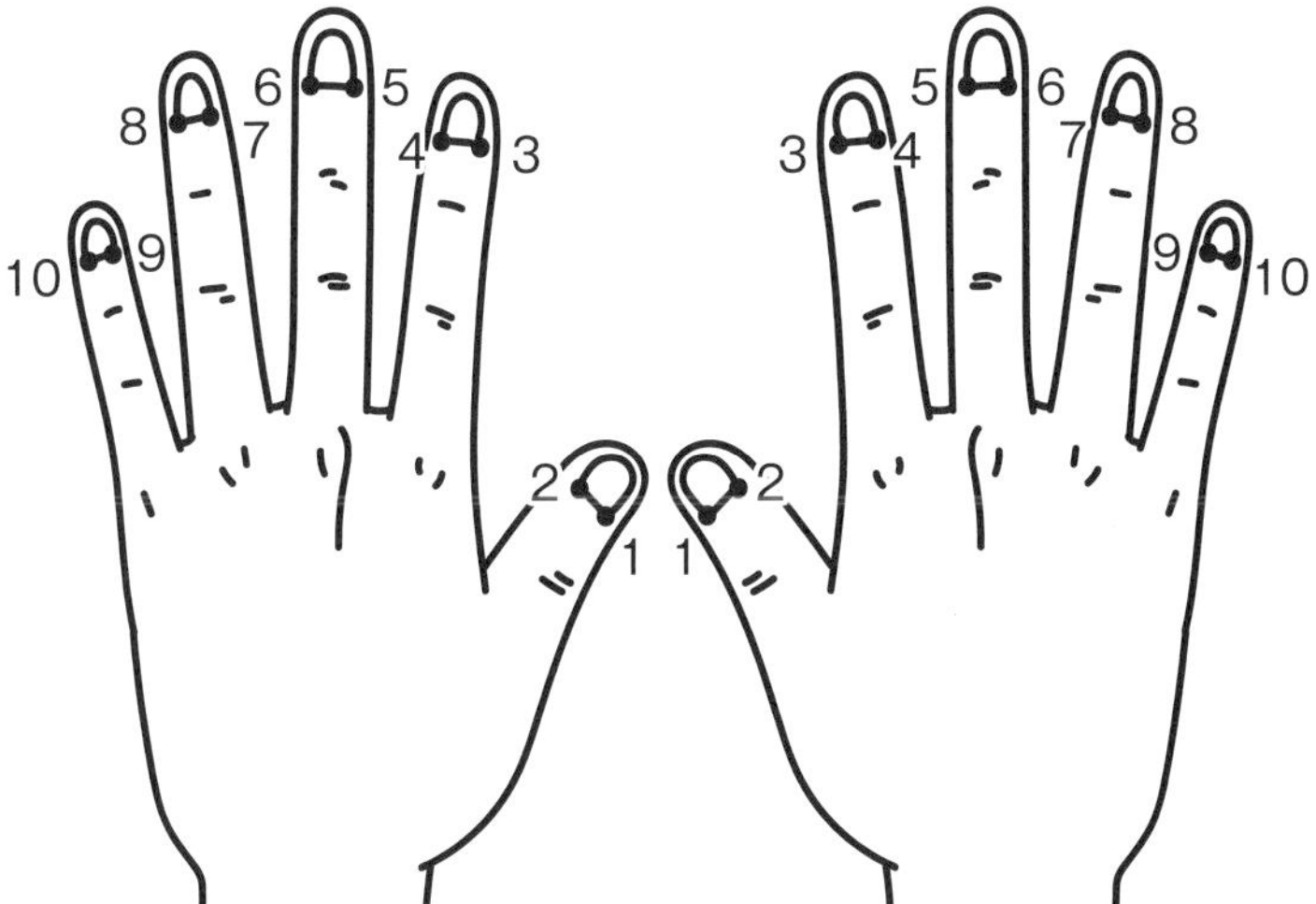

参考:長田裕『自分でできるチクチク療法』(三和書籍)

視しています。一方で、ニューロン（神経細胞）に異常が生じると、ミクログリアは活性化して神経細胞にとっては毒性のある炎症性物質（炎症性サイトカインなど）や、場合によっては保護因子を産生する二面性のある細胞です。同時に、ミクログリアは脳内の異物や死んだ細胞の残骸を貪食《どんしょく》し取り除いてくれる細胞でもあります。

この研究では、ストレスなどで無意識のうちに生じた筋緊張が筋肉内の感覚神経の過活動を引き起こし、それが脊髄に伝達され、その結果として脊髄内でミクログリアの活性化（脊髄の炎症）が引き起こされることが明らかになりました。また、この活性化したミクログリアがその脊髄が支配する神経領域の疼痛の原因となることも証明されました（文献17）。

つまり、筋肉に生じた感覚神経の過活動を何らかの方法で抑制することができれば、脊髄内のミクログリアの活性化が抑制されて、その結果として痛みも消失することが期待できるわけです。

チクチク療法は「チクッ」とした痛み反射を利用してその神経の支配領域（デルマ

トーム）の筋肉の緊張をほぐす治療です。すなわち、**チクチク療法を行ったデルマトーム領域の筋肉に生じている感覚神経の過活動を、抑制する**方向に働くと考えられます。ＭＲＩや血液検査をしても筋肉や関節に炎症がないのに痛みを訴える患者さんに、チクチク療法がしばしば有効なのは、このようなメカニズムが関係しているのかもしれません。

「かっさ」を使って血液の流れを改善する

●微小循環障害である「瘀血」を改善する

東洋医学では「血液が身体のどこかで巡りが悪くなり、正常の機能を失った状態」や「循環の停滞した血液」のことを**「瘀血《おけつ》」**と呼んでいます。つまり、瘀血とは「微小循環障害」のある状態と言えます。

炎症物質を含む汚れた血液である瘀血は、一度停滞すると流れにくく、血流が阻害された状態が続き、毛細血管の仕事である老廃物の回収、酸素や栄養などの運搬ができなくなるため、痛みやさまざまな体調不良などを引き起こす原因となり、血管内皮細胞の働きが悪くなるとされています。

新型コロナウイルスの感染ではウイルスのスパイクタンパクが血管内皮細胞傷害を起こして微小血栓が生じることが知られています。コロナワクチン接種でも大量のスパイクタンパクが体中の細胞でつくられるため、コロナウイルス感染と同じような現象が生じます。コロナ後遺症とワクチン後遺症の症状がよく似ていることとも、この現象が関連しているのかもしれません。

瘀血を改善することによって、**静脈血の還流、微小循環、血管内皮細胞の働きが正常化する**ことにつながるのです。

瘀血という概念は西洋医学にはありません。それゆえ、西洋医学のみを医療の拠り所にしているほとんどの医師にとって瘀血は馴染みのないものです。しかし、瘀血はある特定の疾患で特徴的に認められるものではなく、私たち人間の健康の土台が傾いたときに、広く認められる現象です。

すなわち、瘀血を取り除いて患者さんの健康の土台をしっかり固めたうえで必要な治療を行った方が、治療の効果が期待できるわけです。また、瘀血そのものが体調不良の原因であれば、これを取り除くこと自体が治療になり、体調の改善が得られることになります。

慢性上咽頭炎は上咽頭に瘀血が溜まった状態ですが、初回のＥＡＴの直後に「視界がすっきりした」「首が軽くなった」など、患者さんが症状の改善を自覚するのは上咽頭の瘀血の改善による直接効果にほかなりません。

●1回の「パワーかっさ」で十分な効果

「かっさ」とは、中国の伝統的な民間療法であり、何世紀にもわたって多くの一般的な健康障害の治癒に役立てられてきました。「かっさ療法」は、施術者が丸みを帯びた道具（かっさプレート）を使い、患者の皮膚の潤滑剤を施した部分に沿って、一方向に圧力を加える技術です。

日本では「かっさ」は、フェイスケア・ボディケアをすることで、むくみやくすみを改善することの期待から用いられてきました。

私が慢性疲労症候群（コロナ後遺症、ワクチン後遺症を含む）の治療として用いているのは、鍼灸師の徐園子《じょそのこ》先生が考案した、瘀血を改善する効力を高めた、日本オリジナルの**「JSかっさ」**です。JSかっさは皮膚の上をしっかりと力を入れて専用のプレートを滑らせる治療法で、「美容かっさ」と区別するために私は**「パワーかっさ」**と呼んでいます。2500年前から中国で行われてきた民間療法である「刮痧《かっさ》療法」が「かっさ」の原点で、「刮《かつ》」はけずることを、「痧《さ》」は動けなくなって滞っている血液（瘀血）を指します。EATは上咽頭に溜まった局所の瘀血がとれる治療ですが、「パワーかっさ」は全身に溜まった瘀血をとる治療と言えるでしょう。

私が「かっさ」に興味を持ったのは、「コロナ後遺症ですでに何回かEATを受けている知人が、1回の『パワーかっさ』で慢性疲労症候群の症状が劇的に改善した」と、IgA腎症の患者さんから聞いたのがきっかけでした。

興味を持った私は、早々に資料を集めて「かっさ」を調べてみました。すると、①**コロナ後遺症に対して「かっさ」が有効である可能性があること、②東洋医学でいうところの経絡の詰まりがかっさにより解消し、経絡の流れを良くすること、③科学的根拠として、ハーバード大での動物実験により、かっさによる皮下の毛細血管からの**

いること、などがわかりました（文献18）。**出血によって、抗酸化作用があるヘムオキシナーゼ1が産生されること**が確認されて

「パワーかっさ」では治療後に痛々しい皮下出血の痕（かっさ痕）が残りますが、問題となるような副作用はないこともわかりました。「患者さんに不利益がない限り、良さそうなものはどんどん自分の臨床に取り入れる」ことをモットーにしている私は、早速「ＪＳかっさ」の創始者である徐先生から指導を受け、ＥＡＴで効果不十分な慢性疲労症候群の患者さんの治療に取り入れました。

実際に診療に取り入れてみたところ「パワーかっさ」は即効性があり、体が（特に背部が）軽くなったことを、施術を受けた患者さんの多くが実感しています。中にはＥＡＴを含むこれまで受けた治療の中で一番効果を実感したという患者さんもおられます。

ＥＡＴは頻回に行うと効果が上がりますが、全身の瘀血を取り除く「パワーかっさ」の場合は何回も行う必要はなく、初回の「パワーかっさ」で、しっかりと全身に溜

まった瘀血を取り除きます。初回の「パワーかっさ」の後に、また瘀血が溜まってしまった場合でも、追加の「パワーかっさ」は頻繁に行う必要はないようです。私自身、実験的な被験者になり、初めて「パワーかっさ」を受けたときは首から背部全体にかけて広範に痛々しいかっさ痕を認めましたが、1カ月後に同じように「パワーかっさ」を行ったところ、かっさ痕の範囲は3分の1程度でした。この点は実際の患者さんも同様で瘀血を定期的に取り除く目的として行うのであれば、月に一度程度が妥当と考えています。

●かっさ痕は痛みがなく、消失する

かっさ痕は、見た目には痛々しいですが、押しても痛みはありません。痕も数日から1週間で消失します。この点は打撲のときなどにできる内出血とは異なります。打撲による内出血は細い血管が破れることによって生じますが、かっさによる血液は毛細血管から染み出たものです。打撲による皮下出血の場合は組織の挫滅や細胞の崩壊があるため、その部位を押せば痛いのですが、かっさ痕の場合は組織の損傷はなく、押してもほとんど痛みはありません。

●パワーかっさのクラッシュ現象には要注意

慢性疲労発症前ではなんともなかった程度の身体的・精神的活動で、倦怠感が突然悪化する現象をクラッシュと呼ぶと述べました。クラッシュでは、重度の倦怠感や疲労感に加え、思考力低下、睡眠障害、喉の痛み、頭痛などを伴うことがあります。

この労作後倦怠感は、労作直後に現れたり、数時間や数日遅れて現れたりすることもあります。回復には数日、数週間、それ以上かかることもあり、重度の場合は外出困難や寝たきりになることがあるとされています。現時点で原因は不明です。

私の外来の通院患者さんたちの中にも「夫婦喧嘩」「庭の草取り」「犬の散歩」などの些細な出来事や労作が原因でクラッシュ現象が起きてしまった方たちが何人もおられます。

このようなクラッシュ後の患者さんにもEATは有効ですが、EATそれ自体がクラッシュの原因になる可能性も指摘されています。私自身はこれまでのところEAT

「パワーかっさ」のかっさ痕の推移

直　後

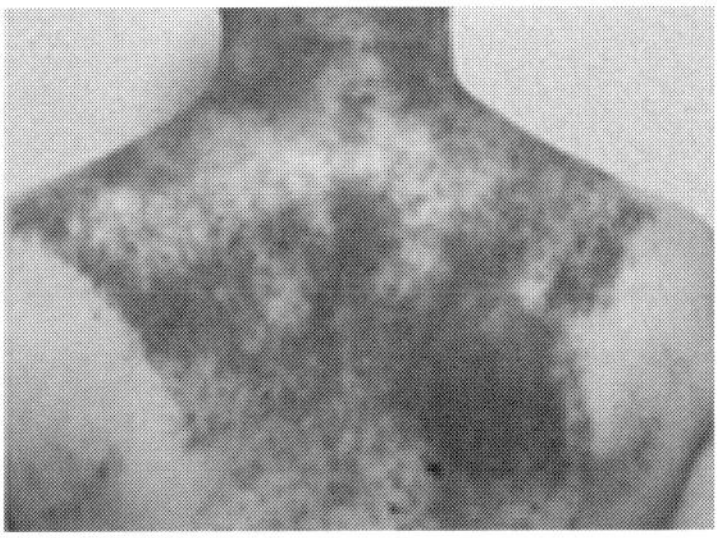

2日後

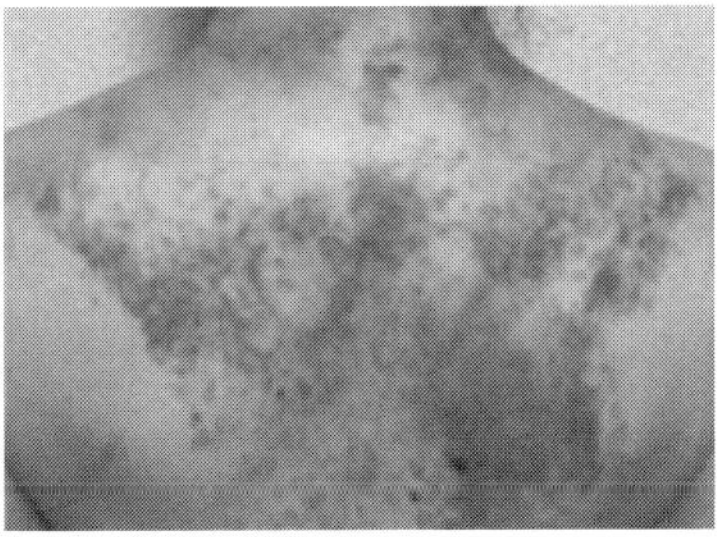

4日後

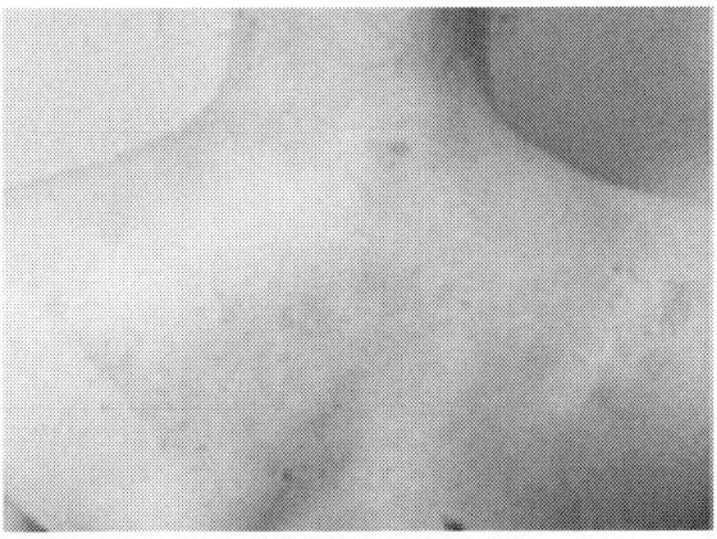

時間の経過とともにかっさで生じた
皮下出血（かっさ痕）の赤血球は分解されて、
黄色のヘモジデジリンとなり吸収される

によるクラッシュの症例経験はありませんし、おそらく日本で一日当たり一番多い人数のＥＡＴ診療をしている、田中耳鼻咽喉科の田中亜矢樹先生もＥＡＴによるクラッシュの症例はこれまでないとおっしゃっています。しかし、ＥＡＴによりクラッシュに陥ったと、ＳＮＳで情報発信されている方もおられるので、極めて稀ではありますがＥＡＴでクラッシュになる患者さんもいると考えるのが妥当だと思います。

一方で、パワーかっさによるクラッシュは少し頻度が高いかもしれません。私はこれまでパワーかっさ後に軽いクラッシュ状態に陥った患者さんを数名経験しています。これらの患者さんの共通点は、パワーかっさ直後に症状の著明な改善が得られましたが、その翌日にクラッシュになったことでした。体調がすごく改善して動きすぎたこともその原因の一つかもしれません。

ただし、少なくともパワーかっさの痛みがクラッシュの原因であるということはなさそうです。前述したチクチク療法はその名の通り、痛みを伴う治療ですが、慢性疲労症候群やコロナ後遺症を含めこれまで７０００人を超える患者さんにチクチク療法を施行した長田裕先生によれば、チクチク療法でクラシュ現象を起こした症例は一例もないとのことでした。パワーかっさも治療中に多少の痛みはありますが、痛みの程度はEATやチクチク療法と比べるとはるかに軽度です。

では、なぜかっさがクラッシュと結びつくのでしょうか?

一つの仮説として**乳酸が関係している**ことを私は想定しています。

迫力のあるかっさ痕からも容易に想像できますが、体調の悪い患者さんは特に広い範囲で皮下出血(かっさ痕)が生じます。皮下出血の成分である赤血球は乳酸を豊富に含みますから、かっさ痕部では乳酸が大量に放出されることになります。実際にかっさの2時間後に血液中の乳酸値を測定したところ、かっさ前に比べ著明な乳酸値の上昇を認めました。

乳酸が疲労の原因と考えられていた時代があったように、直接的ではないにせよ、急激に放出された乳酸がクラッシュと関係しているのかもしれません。もし、そうだとしたら乳酸の分解を促進するクエン酸をかっさ前後に摂取するとクラッシュ予防に役立ちそうです。そこで、当院ではかっさを受ける患者さんには、治療前後でクエン酸を豊富に含む梅干しを食べるよう指導しています。

もっと症例を重ねないと明確なことは言えませんが、クラッシュ現象のリスクは瘀血の最強治療法であるパワーかっさの課題と言えるかもしれません。しかし、その一方でかっさ後のクラッシュ現象そのものが慢性疲労の本質を表しており、その原因究明が慢性疲労症候群の病態解明につながるのではないかと期待を持って、私は取り組んでいるところです。

●頭のかっさは自分でもできて安全

かっさは、かっさプレートがあればだれでも自分で簡単にできます。いろいろな種類のかっさプレートが市販されていますが、自分で行う分には100円ショップで購入できる安価なものでもいいでしょう。

皮膚にかっさをする場合は潤滑剤のオイルが必要ですが、髪には油分があるため、髪の上から行う頭かっさではオイルは不要です。気持ちがいい程度の強さで頭全体をかっさプレートでゴシゴシ擦るだけです。特に頭のてっぺんの頭頂部と首後ろの髪の毛の生え際あたりをしっかりと擦るとよいでしょう。

頭部にはかっさ痕はできないため、頭部のかっさ効果のメカニズムは瘀血の排出ではなく、頭部のリンパの流れの改善と、前述したYNSAや頭の自己チク療法と同様の頭のツボへの刺激だと考えられます。また、頭部のかっさだけであれば、クラッシュ現象の心配もありません。

「和温療法」で副交感神経レベルを高める

●深部体温を上昇させる

「和温療法」は、60度の乾式サウナ浴で全身を気持ちよく温める「和む・温《ぬく》もる」療法で、鄭忠和《ていちゅうわ》先生（鹿児島大学名誉教授）が重症慢性心不全に対する治療法として、1989年に開発したものです。

具体的には、室内を均等の60度に設定した乾式サウナ治療室で全身を15分間温めて、深部体温を0・5～1・0度上昇させた後、さらに毛布で体を包み、ベッドで横になって30分間の安静保温で効果を持続させ、終了時に発汗に見合う水分の補給を行う治療法です。この0・5～1・0度の深部体温の上昇が、安全で副作用のない治療効果を発揮するとされています。

和温療法は**全身の血管機能を改善し、血管を拡張させて血管抵抗を低下させること**

で血流を増加させて、各臓器の細胞に必要な栄養と酸素を供給します。まさに副交感神経レベルを高めるシンプルな治療法と言えるでしょう。

和温療法には**血管内皮機能の改善作用、血管新生作用、抗動脈硬化作用**があり、その結果、臨床応用は極めて多彩で、多くの難治性疾患の治療・予防に効果があるとされています。

これまでの臨床研究で心不全、閉塞性動脈硬化症については、エビデンスが確立されており、2020年4月に心不全の治療法として保険収載されました。また、保険適用外ではありますが、**慢性疲労症候群、慢性疼痛、更年期における諸症状、冷え、抑うつ、不眠、筋肉痛、関節痛、腰痛症、肩こりや交通事故後の痛みやしびれ**など幅広い疾患で効果が期待されています。

和温療法がこれまで紹介したEAT、鍼灸、チクチク療法、かっさと異なる点は、まったく痛みを伴わない「優しい治療法」であることです。当院では慢性疲労の有無にかかわらず、手足の冷えのある患者さんに実施しています。EATのような劇的な効果はありませんが、特に慢性疲労の強い患者さんには試す価値がある安全な治療法です。

●自宅でできる体を温める三つの方法

そもそも副交感神経レベルを高めるために体を温めることは重要です。シャワーよりお風呂がおすすめですが、疲労感が悪化してしまうため入浴できない慢性疲労の患者さんは少なくありません。自宅で簡単にできるのは、**①半身浴、②足湯、③首湯たんぽ**です。無理のないように取り組んでみてください。

和温療法で副交感神経レベルを高める

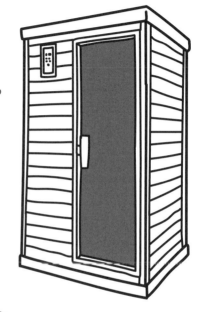

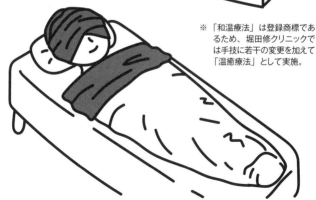

①60度に設定した
乾式サウナ治療室で
全身を15分間温める
②サウナで温めた
毛布で全身を覆い
30分間安静保温
※「和温療法」は登録商標であるため、堀田修クリニックでは手技に若干の変更を加えて「温癒療法」として実施。

咬み合わせ治療で舌のストレスを取り除く

●咬み合わせが全身に及ぼす影響

食べ物を小さく噛み砕いて唾液と混ぜ合わせ、やわらかく飲み込みやすい食塊《しょっかい》にすることは、だれもが知る歯の働きです。しかし、歯の咬み合わせの全身への影響について知っている人は医師でも少数です。

今から20年ほど前に都内で開催されたある研究会で、認知機能が低下した車いす生活の老人女性が新しい入れ歯を装着したところ、彼女の家族に対する受け答えが突然明瞭になり、自分の足でスタスタ歩けるようになった動画を見る機会がありました。この動画を見て感動したことが、私が歯科治療に興味を持つようになったきっかけです。

私たち医師に比べ、その道のプロである歯医者さんは歯の咬み合わせの重要さについてはよくご存じですが、これから説明する咬み合わせが舌ストレスの原因になって全身に影響を及ぼすことを知っている歯医者さんは全国でもまだ少ないようです。

●舌が脳に与える影響は大きい

舌の働きには①知覚、②味覚、③運動の三つがあります。

このうち知覚に関しては、舌の前の3分の2を舌神経（三叉神経の枝）、後ろの3分の1を舌咽神経が支配しています。ちなみに、味覚は舌の前の3分の2は鼓索《こさく》神経（顔面神経の枝）、後ろの3分の1を舌咽神経が支配し、舌の運動は舌下神経が支配します。

舌の知覚は実に鋭敏で、体の各部位が大脳皮質感覚野に相当する領域の面積に対応するように描かれているペンフィールドマップでは、舌の大きさは唇と並んで手指の次に大きな面積を占めています。これは舌の感覚が脳に与える影響が大きいことを示すものです（181ページ）。

●舌ストレスという考え方

舌の知覚が鋭敏であるということは舌への小さな刺激が全身に大きな影響を及ぼすことにつながります。つまり舌がストレスを受けるような状態が頻繁に起こると三叉神経や舌咽神経といった脳神経を介して脳にストレスを伝えるシグナルが伝達され、そのシグナルに対する反射として全身の神経系、つまり自律神経系に影響を及ぼしてしまうことになるのです。その結果、**舌ストレスが原因で首こり、肩こり、頭痛、めまい、倦怠感、疲労感、イライラ、無気力など自律神経症状を引き起こす**こともあるとされています。

この舌ストレスが起こる主な原因が**歯からの刺激**です。歯が内側（舌側）に倒れこんでいたり、尖りがあったりすると舌は歯からストレスを受け続けます。

●歯科治療で舌ストレスを取り除く

このようなケースでは、舌に向かって傾いている歯や、尖っている歯を数十ミクロン削って舌へのストレスを取り除きます。舌を「車」、歯列のアーチに囲まれた領域を

解消すべき舌ストレスとは

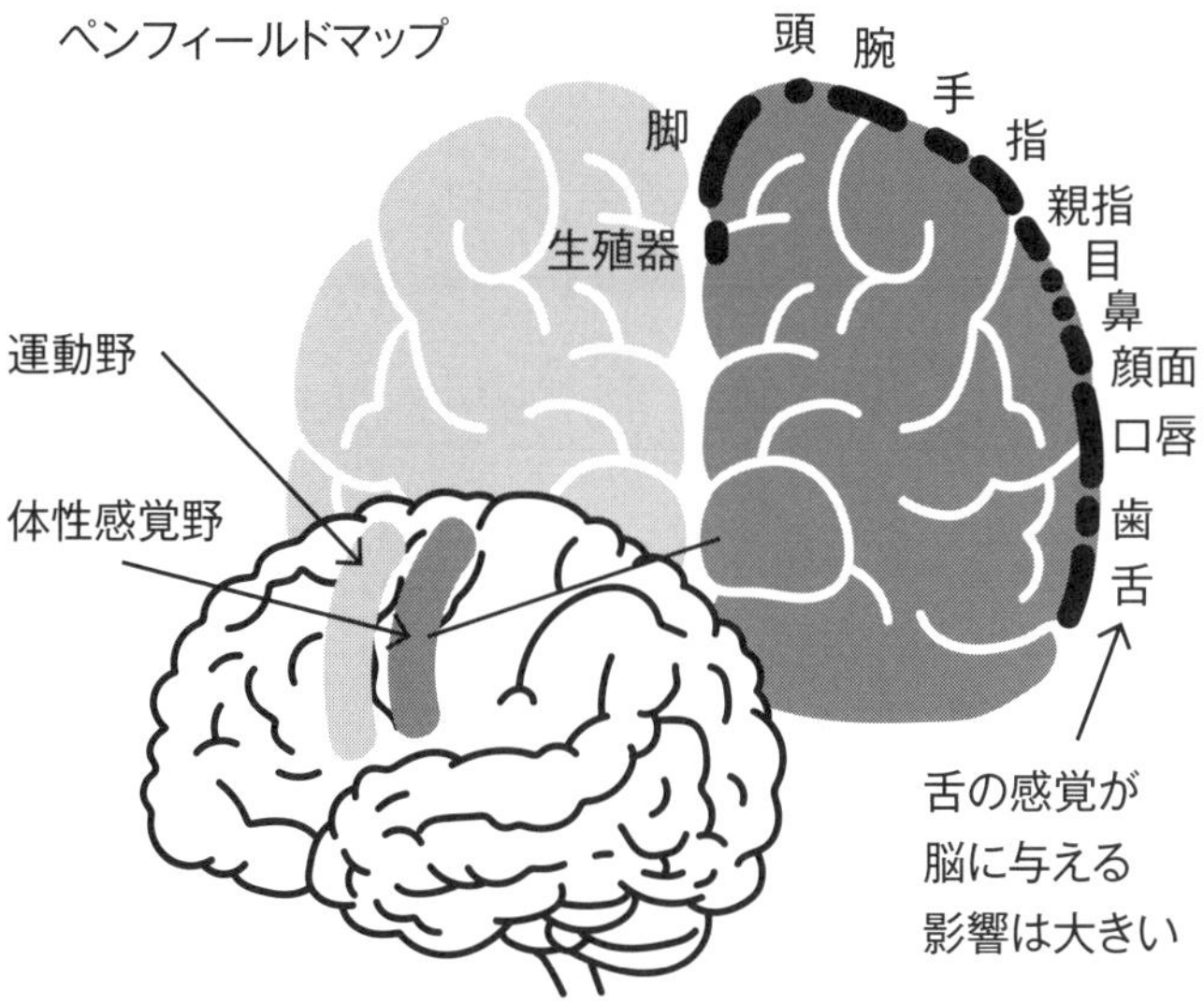

歯が舌に当たることで舌がストレスを受ける

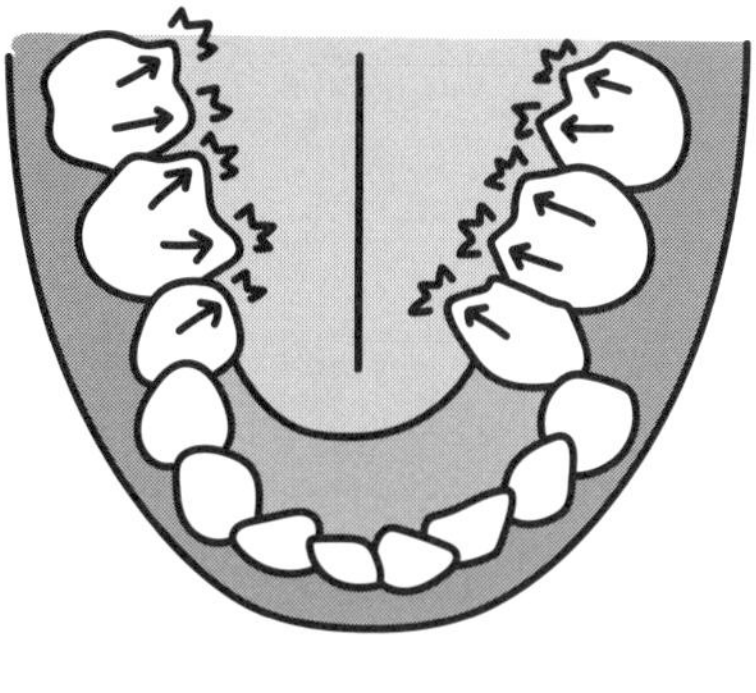

参考:安藤正之『原因不明の体の不調は「舌ストレス」だった』(かざひの文庫)

「車庫」にたとえると、車庫の横壁から内側に飛び出た障害物を削り取って、車である歯が車庫の中にゆったりと格納できるようにするわけです。

私のクリニックでは全国でも数少ない**「舌ストレス」の除去**を目指した歯科治療を行う歯科医の安藤正之先生に月に数回においでいただき、当院の歯科診療室で**「安藤式咬合治療」**を行っていただいています。試しに私も安藤先生の治療を受けたところ、問題となっている歯を数十ミクロン削るだけなのでまったく痛くありません。歯科用のチェアーで寝た状態で治療を受けたのですが、当時の私はひどい首こりがあり、正直なところ、半信半疑でした。しかし、治療を受けている最中に治療を受けている側の首がすっと軽くなるのを感じて非常に驚きました。安藤先生によると、この治療は特に首こりに即効性があるのだそうです。

●EATで解消しなかった首こり、肩こり、背部痛が減少

55歳のDさんは、30歳代から腰痛。10年前から潰瘍性大腸炎。1年ほど前から腰痛、頭痛、頸部から背部にかけての疼痛が悪化し歩行困難となりました。大学病院などを

受診して、仙腸関節障害、線維筋痛症の診断がつきました。ブロック注射などを行うも症状の改善が乏しく、咽頭炎を繰り返していたため、慢性上咽頭炎の関与が疑われ当院に紹介となりました。初診時に激しい慢性上咽頭炎を認め、全身症状の改善を期待してEATを継続しました。

EAT開始1年後に潰瘍性大腸炎は寛解の状態となり投薬不要となりました。頭痛は消失し、全身痛も半減し、杖を用いて歩行ができるようになりました。しかし、腰痛に加えて、頑固な首こり、肩こり、背部痛は相変わらずでした。

Dさんを初めて診察したときから気になったことがありました。それは、約10年間にわたり歯科矯正治療を受けてきたそうですが、上顎歯と下顎歯のかみ合わせにずれがあり、首が左側に傾いていたのです。舌ストレスが病態に関係しているのではないかと考えた私は、患者さんに説明して安藤先生の咬合治療を受けてもらうことにしました。

治療効果は劇的で、**咬合治療直後に首こりが消失し、首の傾きもなくなりました。**

1週間後の治療直後に一度は消失した首こりが3割程度戻ってしまいましたが、数週間の間隔をあけて合計3回の咬合治療を行った後は、**首こりは最初の2割程度、肩こりは半分程度の状態で維持されるようになりました**。この治療の後にDさんの動作が急にスムーズになったことは印象的でした。

もう一つ印象的だったことは、腰痛と背部痛は治療後も持続していましたが、この治療を境に**Dさんの表情が明るくなった**ことでした。舌ストレスの解除がDさんの精神面にも良い影響を与えたのかもしれません。

●正しく咬めることは健康の土台

本書のテーマである慢性疲労に安藤式咬合治療がどの程度効果があるかに関しては、現時点では未知数ですが、この治療が首こり、肩こりに有効な治療であることは間違いなさそうです。そして、私は安藤式咬合治療を受けた後に、それまではしばしばあった食事中に誤って舌を噛んだり、唇を噛んだりすること（以前はこれが口内炎の原因になっていました）がまったくなくなりました。そして舌が居心地よく口の中に納まっていることを、治療から半年が経過した今でも実感しています。

生きていくために食物の摂取は必要であり、たとえ入れ歯であっても食物をしっかりと咬める歯を持つことは、すべての人にとって重要な健康の土台と言えます。そして、しっかりと咬めるだけでなく、舌に優しい歯であることも大切であると、安藤式咬合治療を通じて私は学びました。

ミネラル入りの塩水で血液循環を改善する

●塩分不足が慢性疲労を招く

慢性疲労の原因が塩分不足という指摘はかなり以前からありました。最近ではコロナ後遺症で副腎機能の低下（副腎疲労といわれることもあります）があることが報告されていますが、副腎機能が低下するとナトリウムが尿と一緒に体の外に出て行ってしまいます。つまり、体が塩分不足になってしまうわけです。

扁桃炎など、感染が微熱の原因になっている患者さんでは炎症反応のＣＲＰは陽性となり、患者さんの手に触ると熱感があります。コロナ後遺症、ワクチン後遺症、慢性疲労症候群の患者さんの中にも慢性的な微熱を訴える方がおられます。そのような患者さんの体温を測定すると確かに37度台の微熱があります。ところが炎症反応は陰性で、触れてみると手はむしろ冷たい方が少なくありません。これは、体のエネルギーである熱が末梢の手足まで伝わらず、体の中心部にこもってしまう状態を反映しています。

また、慢性疲労を訴える患者さん、中でも若い女性の患者さんは血圧が低めで、収縮期血圧が100を切っているケースが多く見られます。一般的に血圧は女性が男性より低めですが、コロナ後遺症、ワクチン後遺症、慢性疲労症候群の患者さんが男性より女性に多いのは、こうした違いも反映しているのかもしれません。

手足など、体の末梢への血液循環を改善して、低すぎる血圧を上昇させる簡単なセルフケアが**「塩水療法」**です。水に塩を入れて飲むだけの簡単なセルフケアですが、使用する塩にこだわる必要があります。塩水療法では、工場で精製された精製塩（99・5%が塩化ナトリウム）ではなく、**塩化ナトリウム以外にマンガンやカリウムなどのミネラルを含む自然塩**を用います。

人間の体重の60%は水分で構成されています。一日の水分排出量は尿と便で1・6L、呼吸と汗で0・9Lの計2・5L程度とされています。それゆえ、失う2・5Lの水分を毎日補給する必要があるのですが、食事に含まれる水分で1L、体内でつくられる水が0・3Lですから、残り1・2Lは健康な人でも飲み水としてとる必要があります。

「血液をサラサラにするために水をたくさん飲む」という話をよく聞きます。厚労省も「健康のため水を飲もう」とうたって啓発活動を行っています。ところが、水だけたくさん飲んでも細胞外液（細胞の間の水分でむくみのもと）が増えるだけで、血液サラサラには結びつきません。それどころか、「水毒」とよばれる低体温とむくみをもたらしてしまいます。細胞内液や血管内の水分を増やす（これが血液サラサラです）には浸透圧の元になる塩分が必要なのです。

仕事でも勉強でもスポーツでも、活動するときは交感神経を働かせることが大切です。しかし塩分が足りないと交感神経が活性化しません。塩分不足はゆったりリラックスしている状態というより、ぼんやりしている状態で、慢性疲労はまさにこの状態と言えます。交感神経を活性化させるのはナトリウム、副交感神経を活性化させるのはその他のミネラル類ですから、ミネラルを含んだ自然塩で塩分をとることが重要です。

精製塩はほとんどがナトリウムですが、自然塩にはさまざまなミネラルがバランスよく入っています。適度に摂取するのは健康のためにもよいのです。

●血圧が正常なら摂取しても問題ない

塩水療法で行うことは、水と一緒にミネラルの入った自然塩を摂取する、ただそれだけです。

0・1%から0・2%の自然塩を溶かした塩水をつくります。500ccのペットボトルの水に自然塩1gを溶かすと0・2%となります。ほとんどの人は0・2%で問題なく摂取できますが、0・2%ではしょっぱいと感じる患者さん(特に若い女性に多い)には0・1%にすると、しょっぱさはほとんど気にならなくなります。そして、この濃度の塩水を水の代わりに一日に1〜1・5Lを飲みます。私は塩水療法の原則は0・1%で、血圧が低すぎる患者さんには0・2%を勧めています。

特に起床時と寝る前に、しっかり飲むことがおすすめです。ただし、就寝してから何度もトイレに起きる夜間頻尿のある方は、就寝前の塩水摂取は控えた方がよいでしょう。

日本人の約半数が食塩の感受性が高く、とった食塩の量に依存して血圧が上がるとされています。逆に残りの半数は食塩をたくさんとっても血圧は上がりません。食塩感受性が高くて高血圧の治療を受けている患者さんは塩水療法を避けた方がいいですが、仮に食塩感受性が高くても現在血圧が正常であれば、0・1%塩水は問題ないと思います。

なお、心機能が落ちて利尿薬を服用しているような方や透析療法を受けている慢性腎不全の患者さんたちは、この療法を行ってはいけません。

塩水療法で血液循環を改善

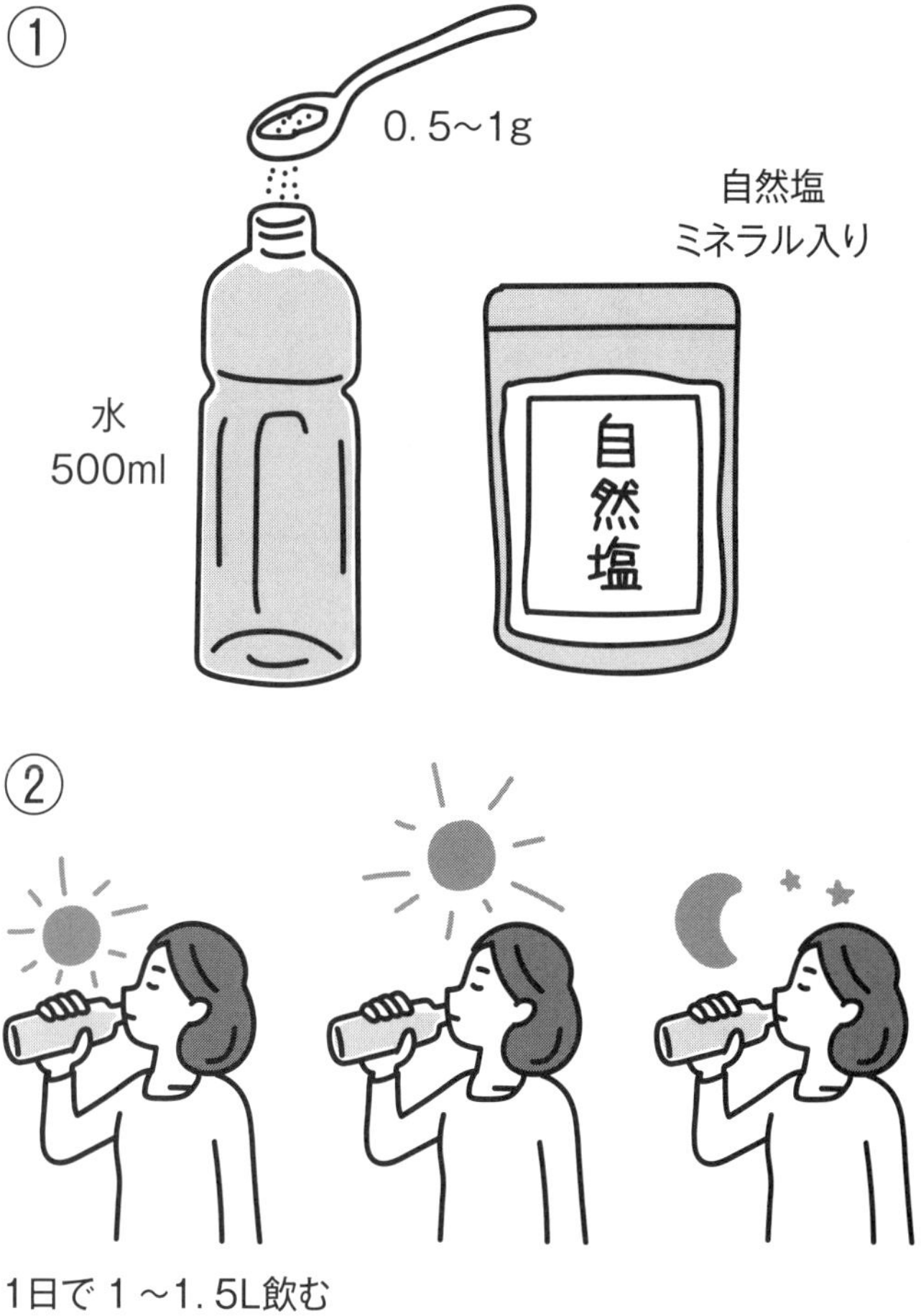

1日で 1 ～1.5L飲む
特に起床時と就寝時は
しっかり補給
→ 低すぎる血圧を改善

●むしろ体調改善につながる

慢性腎臓病の患者さんは一般的には塩分制限が指導されます。タンパク尿が出ている慢性腎臓病の患者さんは、尿をつくる装置である糸球体《しきゅうたい》（細い血管の塊）が傷んでいるため、糸球体を守るために糸球体にかかる圧（糸球体圧）を下げて糸球体の負担を軽減する必要があります。そのためには塩分を控えることがたしかに重要です。しかし、タンパク尿が陰性で腎機能が比較的保たれている状態の慢性腎臓病の患者さんには、自然塩を用いた0・1％塩水療法はまったく問題ありません。

私は腎臓内科医ですから、さまざまな病態の慢性腎臓病の患者さんを診療する機会がありますが、厳格な塩分制限が、かえって腎臓病に悪影響を与えている慢性腎臓病の患者さんにしばしば遭遇します。一時期、日本腎臓学会などで慢性腎臓病の患者さんの血圧は「低ければ低いほど良い」という風潮があったため、まだその影響を受けている患者さんが少なくないのかもしれません。こうした過度な塩分制限で腎機能が悪化する患者さんたちの腎臓病の共通点はタンパク尿がないことです。つまり腎臓病の原因が尿をつくる糸球体の傷みではなく、糸球体へ行くまでの太い血管の傷みによるものですから、過度な塩分制限が腎臓の糸球体へ行く血流をさらに減少させてしまっているのです。

厚労省は一日の塩分摂取の推奨量を男性7・5g、女性6・5gとしていますが、この推奨量は精製塩を想定しているものです。0・1%の塩水1・5Lだと塩分が1・5g、0・2%だと3gとなりますので、塩分のとりすぎになることを心配される方もおられるでしょう。しかし、先ほど述べたような特別な基礎疾患がなければ、慢性疲労のある患者さんでは**自然塩を中心に一日10g程度の塩分を摂取することが、むしろ体調の改善につながる**と考えます。

食材などで亜鉛、マグネシウムとビタミンDを補う

●慢性疲労の患者さんの4分の3が亜鉛不足

亜鉛は体のさまざまな細胞機能と関連しています。大脳辺縁系にある海馬と扁桃体には亜鉛が豊富に存在して、記憶や感情に重要な役割を果たしています。2～3割の日本人が亜鉛不足といわれていますが、当院に受診された、慢性疲労症候群、コロナ後遺症、ワクチン後遺症の4分の3の患者さんが基準値下限の80㎎／dlを下回っていました。中等度以上の亜鉛欠乏状態の患者さんは、市販の亜鉛サプリメントや亜鉛を含んだ胃薬では補充効果が不十分で**亜鉛製剤（酢酸亜鉛）**を服用するのが最善です。

マグネシウムが欠乏している慢性疲労の患者さんの数は亜鉛欠乏に比べるとかなり

慢性疲労解消のための栄養素をとろう

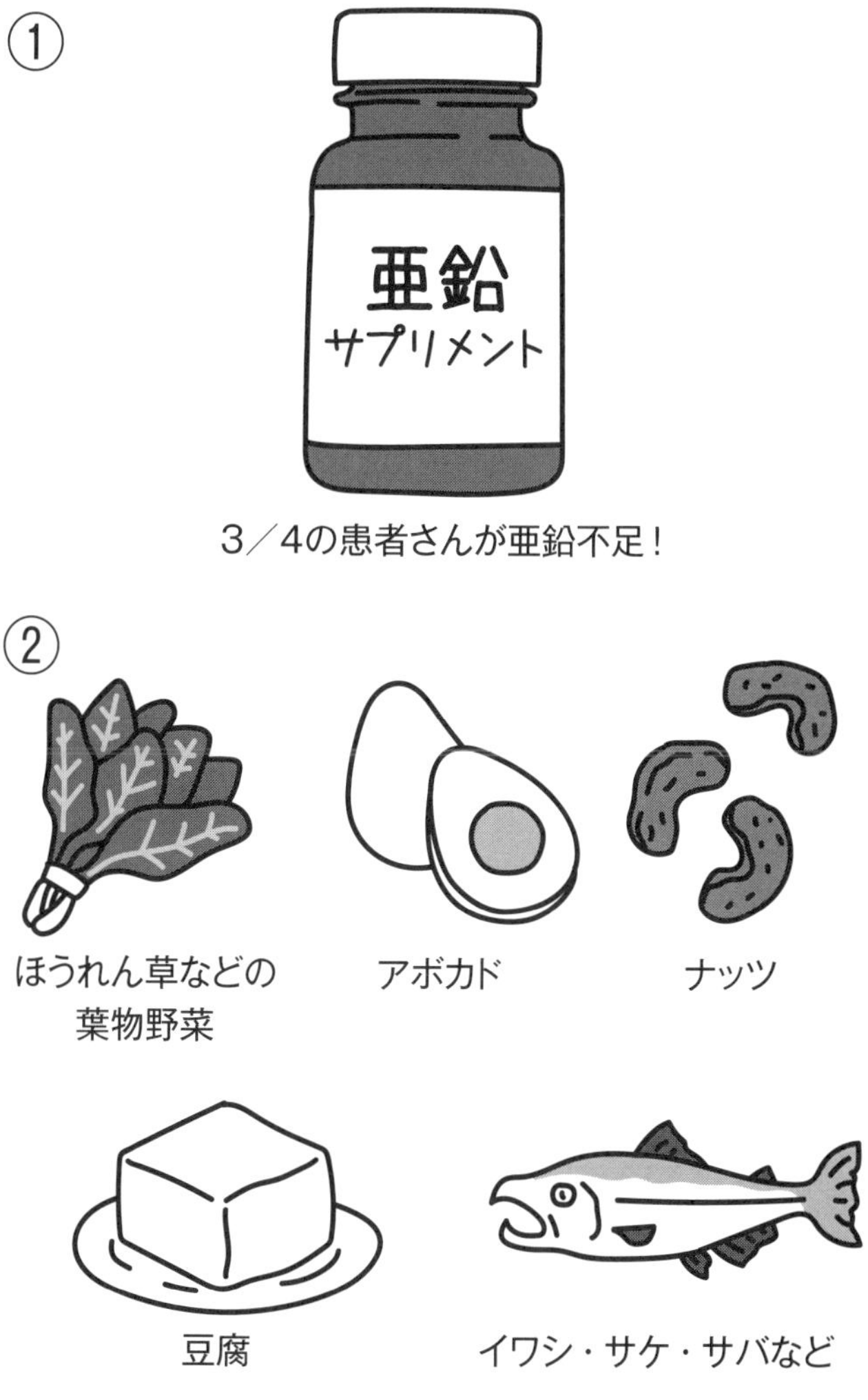
①
亜鉛
サプリメント
3／4の患者さんが亜鉛不足！
②
ほうれん草などの
葉物野菜
アボカド
ナッツ
豆腐
イワシ・サケ・サバなど

少ないものの、マグネシウムは神経伝達物質の生成にかかわっており、その不足は不安やうつとも関連するとされています。

マグネシウムは亜鉛より食事からの補充が容易です。**ほうれん草などの葉物野菜や、アボカド、ナッツ、チアシード、豆類、全粒穀物、豆腐、サケやサバなどの魚**に多く含まれています。

また、慢性疲労症候群の患者さんでは、ビタミンD不足の人が多いことが以前より指摘されています（文献19）。ビタミンDが多く含まれる食品は、**イワシ、サケ、ニシンなどの魚類**です。

慢性疲労に関連するビタミンDや必須ミネラルである亜鉛やマグネシウムなどは、患者さんに不足しがちです。必要に応じて補充するようにしてください。

堀田流「陽転思考」のすすめ

●自然治癒力を引き出すために

慢性疲労症候群は心の病気ではありません。しかし、**患者さんの「考え方」が症状の改善を左右する病気です**。

私はこれまで多数の慢性疲労症候群の患者さんを診療してきましたが、コロナ後遺症やワクチン後遺症のような発病のきっかけがはっきりしている例を含め、慢性疲労症候群を発症する患者さんに共通する性格や考え方の特徴はないと感じています。

コロナワクチンの接種が始まった当初、「不安感の強い人に強い副反応が出やすい」という説がありました。しかし、これは、ワクチンを接種した後に失神などの迷走神経反射が強く出る場合の話で、ワクチン後遺症には当てはまりません。

一方で、慢性疲労症候群、コロナ後遺症、ワクチン後遺症でＥＡＴなどの治療をしても経過がおもわしくない患者さんには、「考え方」にある共通点があります。それは**「ものごとをマイナスに捉える」考え方のクセ**です。

そして、自分の体調に対してだけでなく、家族、職場、社会などに対してもこの考え方を持つクセがあります。考え方が病気の治り難さに影響するという点は、脳の機能障害が症状を引き起こす慢性疲労症候群ならではの特徴と言えます。

例えば、私の専門である、免疫異常が原因で起こるＩｇＡ腎症などが治り難いケースは、免疫異常の原因となる病巣感染がどこかに隠れていたり、口呼吸をはじめとする生活習慣などによるもので、患者さんの考え方はほとんど影響しません。

ＥＡＴをはじめとする本書で紹介した治療法は、患者さんが持っている**自然治癒能力を高める方法**で、悪い細胞を死滅させたり、不足している物質を外から補ったりするような治療法ではありません。自らが持っている自然治癒能力を生かして脳の機能障害を回復させる治療法にとって、治療を受ける患者さんのマイナス思考は大敵です。

こうした考え方は、その人が持っている自然治癒能力を引き出す妨げになってしまうからです。

●「気」と「自由な精神」

Eさんは2回目のコロナワクチンを接種した後から慢性疲労の症状が始まりました。

「これまで50回もEATを行ったのに、まだつらい症状が良くなりません。周りの人がみんな打つから、本当は接種したくなかったのに、同調圧力が強くてワクチンを打たざるを得なかったんです。本当に自分が惨めです。こんなにつらい思いをするくらいならワクチン打った後にアナフィラキシーショックになって死んだ方が良かった……」

ある日の診療室でEさんは泣きながらこのように今のつらい心境を吐露しました。

Eさんの言葉からは、①ワクチンを接種したことに対する後悔、②このまま治らないのではないかという未来への不安、そして③同調圧力のせいで犠牲になった自分は可哀そうな人だという自己憐憫《じこれんびん》の感情がうかがえます。

ワクチン接種をきっかけに発症したのですから、ネガティブな感情を抱くのは当然なのですが、それが強すぎると病気の回復の妨げになってしまいます。Eさんのケースはその典型例です。

Eさんの精神は、①過去の後悔と、②未来の不安が充満した状態で、大切な「今」が過去の後悔と未来の不安に完全に占領されて「自由な精神」が失われてしまっています。

自分自身を可哀そうな人だと思い、自分で自分を気の毒がることを自己憐憫と言いますが、自己憐憫の感情があると心にブレーキが働いてしまい、自由な精神は育ちません。自由な精神こそが「元気」のもとになるものです。これが失われると元気が衰退してしまいます。

元気のゲン＝元は、「もともと」という意味で、元気のキ＝気は、力あるエネルギーとしての「気」です。それゆえ、元気とは「もともとのエネルギー」を指します。そして、もともとのエネルギーとは、人間が生まれながらに持っている生命力そのもののです。

初診の段階で激しい慢性上咽頭炎が確認され、EATを継続して上咽頭炎の状態が改善しているにもかかわらず、なかなか全身の症状が改善しない患者さんの特徴はこの「元気」がいつまでも衰退していることです。何かの原因で慢性疲労症候群に陥っても「元気」が復活する人は早く治ります。つまり、エネルギーである「気」を高めれば慢性疲労症候群は治りやすくなるということになります。

「気」を高める方法として、気功、漢方薬、食事療法、サプリなど、さまざまなものが巷では推奨されていますが、私が本書で紹介するのは**「自由な精神」を育てる考え方**です。「自由な精神」とは後悔や不安に囚われない、心のブレーキから解放された精神です。**「自由な精神」こそが「元気」の土台です**。つまり、「気」を高めるためには自由な精神を育てればよいのです。

「今日を喜んで生きる自由な精神」さえあれば、たとえ体は難病を患っていても、その人にとってかけがえのない今日という日の支配者に自分自身がなることができます。それを蝕むもの、それが後悔と不安、そして自分が無意識につくってしまった心のブレーキです。これらのネガティブな感情が強いと自由な精神が失われ、過去の後悔と未来の不安に大切な「今日」が支配され、その結果、無為な一日を過ごすことになってしまいます。限りある人生の貴重な一日を無駄にしてしまうわけですから、勿体ないことです。

後悔と不安から自分を守り、無意識につくってしまった心のブレーキを外す術を身につければ自由な精神を保つことができます。その方法が**「陽転思考」**です。

●陽転思考とは

陽転思考とは、ネガティブな状況をポジティブに捉える考え方です。陽転思考の例をあげましょう。

＊　＊　＊

昔、中国に二人の親孝行息子を持つ母親がいました。母親は深い愛情で二人の息子を育てました。成人した二人の息子の一人は傘屋に、そしてもう一人は草履屋になりました。

成人しても息子たちのことが心配な母親は、晴れの日には傘が売れなくなるので傘屋の息子のことを案じました。そして、雨の日には人が屋外で出歩かないので、草履が売れないと、草履屋の息子のことを心配しました。母親は晴れの日も雨の日も毎日が心配の連続で、食事がのどを通らず、どんどん痩せてしまいました。

その姿を見かねた、日頃から母親を気にかけてきた村の老人が次のような助言をしました。

「晴れの日には草履屋の息子の商売が繁盛して嬉しい、雨の日には傘屋の息子の商売が繁盛して嬉しいと考えなさい」

その助言に従った母親は、晴れても、雨が降っても喜んで毎日を過ごすことができるようになり、笑顔と食欲がもどり、元気を取り戻しました。

＊＊＊

陽転思考を身につけるためにはいくつかのステップが必要です。その第一は**「現状を正しく受け入れる」**ことです。

中国の逸話では「晴れると傘屋が儲からない、雨が降ると草履屋が儲からない」状況に母親は注目しています。しかし、「晴れると草履屋が儲かり、雨が降ると傘屋が儲かる」というもう一つの状況を、この母親は見落としていました。物事をネガティブな一面からしか捉えていなかったのです。現状を正しく受け入れるために重要なことは、状況をいろいろな角度から見て、多面的に考えることです。

●「良かった探し」を習慣にする

第二のステップは**「良かった探し」**です。良いことも悪いことも一つの事実として受け入れて、次に悪いことからも良い面を探し出すことです。前述した母親は「良かった探し」のヒントを老人に教えてもらい状況の好転につながりました。

Eさんを例にとると、①周りの圧に屈してワクチンを接種した、②ワクチン接種後につらい体調不良が生じた、③EATを繰り返しているがまだつらい症状が持続している――これらは皆、悪い面の事実です。

では「良かった探し」をしてみましょう。

①周りの圧に屈してワクチンを接種してしまった

このマイナスの経験を通じて、Eさんは、自分でよく考えずにマスコミやみんなが言っていることをそのまま鵜呑みにしてしまうことの危うさを、学習できたはずです。ワクチン接種に限らず、**自分がおかしいと感じたことは自身で納得できるまでよく調べて、最終的には自分の意志で自己責任を持って行動することの重要さを学んだ**のであれば、Eさんの今後の人生に役立つはずです。

②ワクチン接種後につらい体調不良が生じた

体調不良で毎日つらい思いをしているわけですから、確かに切ないことです。なかにはワクチン接種後に心筋炎や、くも膜下出血を発症して若くして最悪の事態である死を迎えてしまった人もいます。細胞が死滅する心筋炎や脳出血と異なり、ワクチン後遺症の慢性疲労症候群は、細胞自体は壊れていない機能性の疾患であり、治り得る病態です。今はつらくてまだ先は見えないけど**「死ななくて良かった」**という見方は成り立ちます。

③EATを繰り返しているがまだつらい症状が持続している

EATを50回も行って、まだ治らないのですから心が折れてしまうのは理解できます。Eさんは初診時に重症の慢性上咽頭炎がありました。EATを50回実施した段階でもEATでまだ出血があり、慢性上咽頭炎もEATでこの先改善する余地が残っています。それゆえ、Eさんの体調不良も**今後改善していく可能性が十分ある**わけです。

また、Eさんは改善してない症状に注目しているのですが、これまでのEATで最初にあった**頭痛、首肩こりなど消失した症状もあります**。免疫系と自律神経系に密接に関係する上咽頭は健康の要で、**激しい慢性上咽頭炎がワクチン接種後の体調不良がきっかけで見つかったことは「良かったこと」**と言えるでしょう。そして、まだ医学書に記載されていない、知らない医師も少なくないEATに、自分で調べてたどり着き、**実際に行動したEさんの勇気**を私は讃えたいと思います。

このように「目の前の事実から良かったと思うことを探す」を繰り返すことにより、陽転思考が実践できるようになるのです。

●「良かったこと」のラベルを付けて梱包する

自由な精神の妨げになるのが過去に起きたことに対する後悔です。過去の不快な出来事の記憶が不快な感情とともに波のように何度も押しよせて、心が衰弱してしまった経験をお持ちの読者の方は多いと思います。

これは、後悔の原因となるような過去の出来事を不快な記憶として脳に収納していることによって生じる現象です。ですから、後悔の原因となる不快な出来事に、前述した良かった探しで見つけた**「良かったこと」のラベルを貼って、梱包して脳に収納するの**です。

「良かったことラベル」を貼るだけでなく、「梱包」することも重要です。梱包することで不快な出来事を、距離を置いて眺めることができるようになります。良かったことラベルを貼って一度梱包して収納したものは、再び箱を開けて中身を取り出す必要はなくなります。これによって、過去の不快な出来事の波状攻撃から解放されるのです。

●不安からの解放

過去の囚われから解放されても未来の不安は残ります。

「このつらい体調不良がいつまで続くのか?」。先の見えない不安のために心が病んでしまっている慢性疲労症候群の患者さんは少なくありません。

一方で、私の外来にはさまざまな患者さんがおいでになりますが、なかには、生まれつきの障害や、交通事故で足を失うなどが原因で、不自由な車いす生活を送っているにもかかわらず、いつも笑顔の患者さんたちがいます。また、残された人生はあと数カ月なのに、いつも朗らかなステージ4のがん患者さんもいらっしゃいます。

この違いはどこからくるのでしょうか？

病気の軽重からくるのではないことは明らかです。それは逆境の中で「自由な精神」を保っているかどうかで決まります。

では、逆境の中で不安に打ち勝つ「自由な精神」を保つ方法はなんでしょうか？

それが**笑い**だと私は考えます。「自由な精神」とは**「逆境の中でも笑える精神」**です。

●笑いが痛みを消してくれる

目覚めたときから倦怠感があったり、どこか痛いところがあったりと、朝から体調不良の患者さんは少なくありません。

しかし、それでも、とりあえず「笑う」ことから一日を始めてみてください。**朝起きたら1分間声を出して笑う**のです。

笑いは、それがつくり笑いであっても脳の喜怒哀楽をつかさどる扁桃体に「快」刺激となります。それに引き続き、ドーパミン、セロトニン、オキシトシン、エンドルフィンなどの心と身体に良い脳内物質が分泌され、コルチゾール（ストレスホルモン）が抑制されます。

さらに、笑いは血管にも良い影響を及ぼします。笑うと血管の内側の内皮細胞が伸びて広がり、たくさんの血液が流れるようになります。笑うことで血圧が下がり、ストレスホルモンが減り、筋肉がほぐれるなどさまざまな効果があることが海外の研究などからわかっています。

痛みの部位や強さが変動するつらい疼痛は慢性疲労症候群の患者さんにはよくある症状です。この痛みは進行がんの疼痛や関節リウマチ、帯状疱疹などの細胞の破壊や炎症が原因で生じる疼痛と大きな違いがあります。それは**笑っているときには痛みを感じない**ことです。

慢性疲労症候群と症状がよく似ていて、体のあちこちの痛みが特に強いことが特徴である線維筋痛症の患者さんでも、興味深いことに、笑っているときはその痛みを感じません。

がん性疼痛、関節炎、神経の炎症（帯状疱疹など）では痛みを感じた部位の炎症が痛みの原因なのですから、笑いで誤魔化すことはできません。ところが慢性疲労症候群や線維筋痛症の痛みは脳の誤作動による痛みであるため、笑いが脳に作用することでこの誤作動がなくなってしまうのです。

同じように、日常診療で気づいたことですが、手足などに不随意運動のある機能性身体症候群の患者さんに声を出して笑ってもらうと、笑っている時とその後しばらくの間は不随意運動が消失します。これも脳の誤作動が笑いの力で打ち消されることによると考えられます。

なお、脳の誤作動とは関係ありませんが、2万人の健診データをもとにした、笑う頻度と死亡、病気のリスクを分析した山形大学の研究によると、ほとんど笑わない人は、よく笑う人に比べて死亡率が約2倍高く、脳卒中や心血管疾患の発症率も高い結果が示されました。まさに「笑いの力」畏るべしです（文献20）。

●太陽の光で体内時計をリセットする

朝の笑いは、カーテンの閉まった暗い部屋ではなく、カーテンを開けて、太陽の光を浴びながらが効果的です。

脳の松果体《しょうかたい》から分泌されるメラトニンは「睡眠ホルモン」と呼ばれる体内物質です。メラトニンは体内時計に働きかけて、自然な睡眠へ導いてくれます。メラトニンの分泌は、一日のうち太陽光を目に取り込んでから14時間後に始まります。私たちは、朝に太陽光を浴びて目に光を取り込むことで、メラトニンの分泌を規則正しいものにし、体内時計を調節しているのです。

慢性疲労症候群の患者さんは入眠障害や中途覚醒などの睡眠障害に悩む方が多いため、朝にしっかりと太陽の光を浴びてメラトニン分泌をストップさせることが狂ってしまった体内時計をリセットするうえで必要です。

そして、一日が終わり、就寝時間が近くなって意識してほしいのがやはりメラトニンです。眠りを促すホルモンであるメラトニンは、明るい環境下では分泌が促されません。このため、就寝2時間くらい前から、徐々に照明強度を落とし、眠りをいざなう環境をつくります。テレビ、パソコン、スマートフォンなどのスクリーンから発するブルーライトは、メラトニン分泌を抑制してしまうため、夜間はこれらをできるだけ使用しないように心がける必要があります。

また、日光の紫外線を浴びると、その欠乏が慢性疲労と関係するとされるビタミンDが合成されます。一日に10～20分太陽の光を浴びることで、必要量を満たすビタミンDが合成されるといわれています。

●「感謝」する心で「不安」が退散する

一日の最後に、寝床についたその時にすることがあります。それは、今日一日を振り返っての「良かった探し」と**「感謝」**です。

治療の経過がおもわしくないコロナ後遺症やワクチン後遺症を含む慢性疲労症候群の患者さんは共通して強い不安を持っています。そして関心が自分にのみ向いていて、気持ちに余裕のない人が多い傾向があります。また、先ほどのEさんのように自己憐憫の感情を抱いている人が少なくありません。この状況を打開するのに役立つのが「感謝の心」を育てることです。

感謝の心を育てるのに一番適しているのが、この眠りにつくまでの時間です。寝床に入ったらまずは「良かったこと探し」をします。

「今日を無事に生き切った」

「昨日と比べて体調に特段の悪化はなかった」

「今日も学校には行けなかったけど、友達と電話した」

「コンビニのレジのお兄さんが感じがよかった」

たわいのない「良かったこと探し」をしているうちに自然と「感謝の心」が湧いてきます。「不安の心」は「感謝の心」が苦手です。感謝の心を育てると「不安の心」の居場所がなくなり退散するように人間はできています。**未来は思うようにはいかないだろうけれど、今、思っているよりもっと面白いかもしれないのです。**

●元気が出てきても「活動はハーフ」

最後に慢性疲労症候群に特有の落とし穴に触れておきます。

「堀田流陽転思考」で治る力を引き出そう

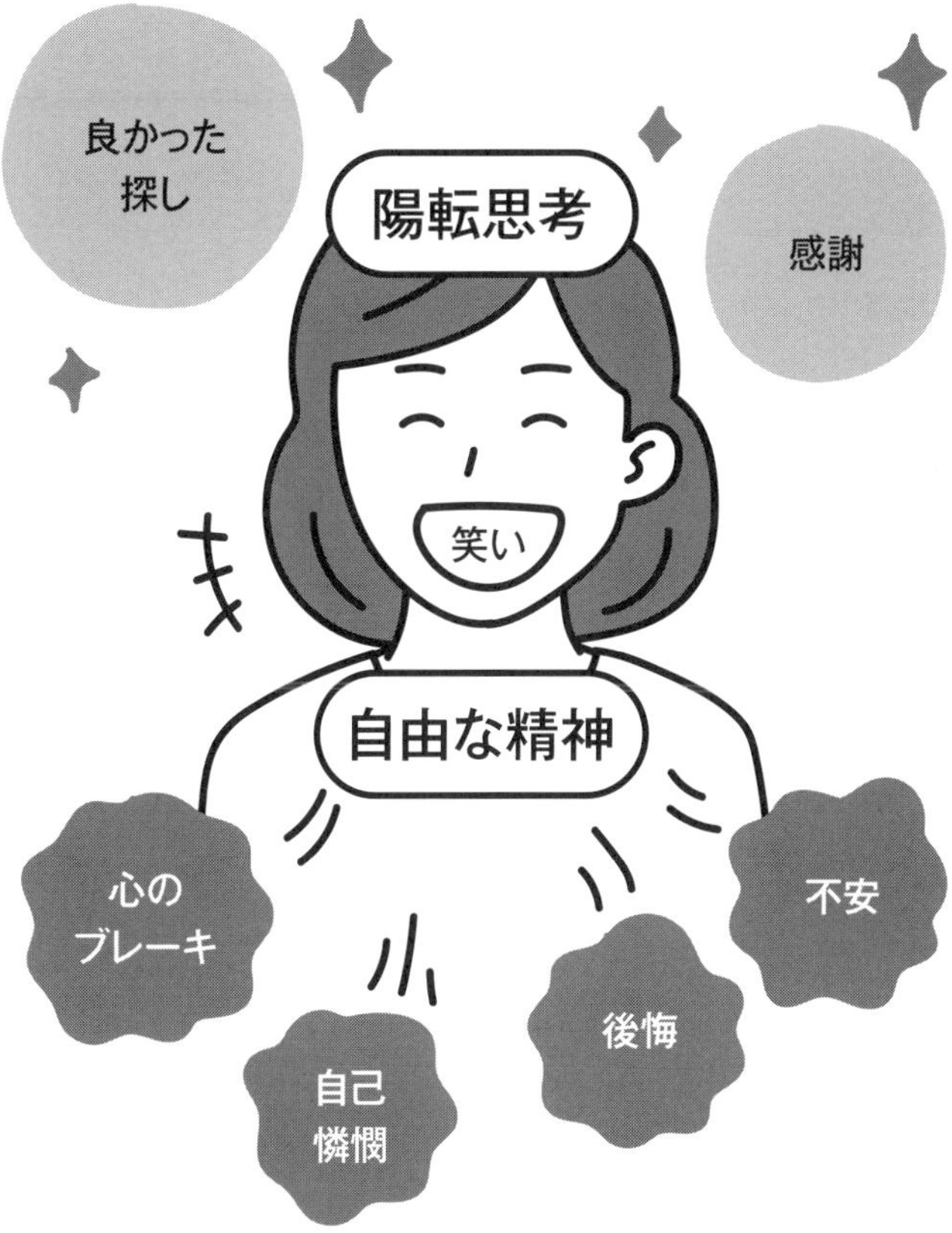

「陽転思考」が身につくと気持ちが前向きになり、だんだん活動量が増えていきます。健康な人はそれで問題ないのですが、慢性疲労症候群の患者さんには落とし穴があります。それは96ページでも紹介した「クラッシュ」と呼ばれるもので、頑張りすぎた後、突然に倦怠感、疲労感が悪化してしまいます。

これを防ぐのが**「活動はハーフ」**という考え方です。つまり、体の調子が良くてまだまだ余裕でできそうだと思っても限界の半分くらいのところでやめておくことです。慢性疲労症候群にとって、根性や気合は有害でしかありません。

＊＊＊

本書の最後に、慢性疲労から解放された、さまざまな患者さんたちを次章でご紹介します。同じような症状から解放された方たちのエピソードを読むことで、自分にも必ず回復の日が訪れる、そのように信じられる前向きなエネルギーを持っていただきたいと思います。

第3章

つらい慢性疲労から解放された

ワクチン接種後症候群から職場に復帰できた

32歳、女性、会社員の患者さんのケース

Fさんはコロナワクチン2回目の接種後から倦怠感、脱力、頭痛、全身の痛みが始まり、その後も持続しました。会社でデスクワークを行うことが困難となり、ついには自宅で寝たきりに近い状態になってしまいました。

大学病院の神経内科などでMRIなどの検査を受けましたが異常は見つかりません。最後には医師から「ワクチンを怖いと思って打ったから具合が悪くなったのでは」「うつかもしれないから精神科を受診してはどうか」との説明を受け、途方に暮れたFさんは、ワクチン後遺症の可能性を考えて、自治体の相談窓口に問い合わせました。しかし、治してくれる医療機関の紹介や治療法に関する説明はなく、Fさんの苦悩はさらに深まりました。

ネットで調べてワクチン後遺症にＥＡＴが有効なケースがあることを知ったＦさんはご主人に支えられながら片道2時間かけて当院を受診しました。

診察室に入ったＦさんは車椅子に乗り、サングラスを着用していました。自力で立ち続けることができないことに加え、光をまぶしく感じる羞明《しゅうめい》のため室内でもサングラスが必要な状態でした。診察したところ激しい慢性上咽頭炎を認めました。初回の治療で羞明と頭痛の改善を感じたＦさんは週に一度のＥＡＴを継続することにしました。

2回目の受診はやはり車椅子でしたがサングラスはされていませんでした。3回目には杖歩行で、**自分一人で通院ができるようになりました。頭痛、全身の痛みと脱力は5回目のＥＡＴでほぼ消失し、杖も不要となりました。10回目のＥＡＴの頃には倦怠感は2割程度にまで改善し、その後も徐々に改善していきました。**低気圧接近で体調が悪化するなど天候に体調が左右される不安定な面がまだありましたが、**ＥＡＴ開始4カ月で職場復帰を果たしました。**

ＨＰＶワクチン接種後の体調不良から復学を果たす

●16歳、女性、高校生の患者さんのケース

東京都在住のＧさんが体調不良に陥ったのは、２０２１年の夏に子宮頸がん予防のためのＨＰＶワクチン（商品名ガーダシル）を接種した１週間後でした。

全身倦怠感、記憶力の低下、めまい、脱力、眠気などの症状が急に現れました。慢性疲労症候群の診療で実績のあるいくつもの都内の医療機関を受診し、さまざまな治療が行われましたが症状の改善はなく、発症から４カ月で歩行困難となり、車椅子生活となりました。

登校が困難となり１年間休学となったＧさんが、母に車椅子を押してもらい、藁にもすがる思いで当院を受診されたのは発症から９カ月経過した２０２２年５月でした。

すでに、都内の耳鼻咽喉科で慢性上咽頭炎が確認され10回以上EATが実施されていましたが、診察してEATを行ったところ、まだかなりの出血が認められました。Gさんは当院に頻回に通院するには遠いところにお住まいだったため、月に一度の頻度で仙台のホテルに滞在していただき、月曜日から土曜日まで六日間連続で毎日EATを行うこととしました。

5月の当院の初診日には自力で立つどころか、臥位《がい》で下肢を挙上《きょじょう》することさえもできませんでしたが、**6月には自力で立つことができ、7月には杖を使った歩行が、そして8月には杖なしで歩行ができるようになりました**。

短期間の集中的なEATを繰り返すことで体調がかなり改善し、平坦な道であれば普通に歩けるようになったGさんでしたが、復学に向けて、一つ越えなければならないハードルがありました。それは、教室に行くために校舎の階段を上り下りすることでした。

瘀血を取り除く治療である「かっさ治療」でコロナ後遺症が改善した事例があるこ

とに関心を持っていた私は、確証があったわけではありませんが、階段を上るというハードルを越えるためGさんに「かっさ治療」を紹介しました。Gさんが治療を希望されたため、慢性疲労症候群のかっさ治療に実績のある徐園子先生のJSかっさ治療を受けてもらうことにしました。

その数日後、**かっさ治療の直後に歩行能力が格段と上達し、自宅の近くの階段を軽やかに上るGさんの姿**を撮影した、驚きの動画が私のもとに送られてきました。その後、かっさ治療の反動による体調の悪化（クラッシュ現象）が起きて、歩行困難になったものの、その状態はEATを行うことで再び改善されました。Gさんの事例は、EATとかっさ治療併用の価値を感じたケースでした。

体位性頻脈症候群（POTS）とコロナ後遺症が解消。再び仕事へ

●28歳、男性、会社員の患者さんのケース

Hさんは2021年8月初旬に新型コロナウイルス感染症による肺炎となり1週間の入院で抗体カクテル療法を受けました。咳は消失しましたが、退院して自宅療養している間に動悸、呼吸困難、胸痛、脱毛、うつ気分、ブレインフォグを自覚するようになりました。この中でHさんが最もつらかったのは立ち上がると1分程度で動悸とめまいに襲われる症状でした。

仙台市内の総合病院で体位性頻脈症候群（POTS）の診断はついたものの、病院から処方された薬で症状は改善せず、会社にも行けない状態が続き、困り果てたHさんはネットで調べて、9月下旬に当院を受診されました。

初診時の診療で、座位では脈拍が70／分台でしたが椅子から立ち上がると脈拍はすぐに100回／分台と増加し、めまいのため立ち続けることができませんでした。

ＥＡＴで激しい慢性上咽頭炎が確認されたため、週に一度のＥＡＴを開始しました。初回のＥＡＴで明らかな改善は得られませんでしたが、**3回目のＥＡＴを実施する時点でうつ気分、頭痛、ブレインフォグの改善を認め、5回目のＥＡＴを行う時点では呼吸困難が改善していました**。ＰＯＴＳの症状が消失するまで合計12回のＥＡＴを必要としましたが、**12回目のＥＡＴが終了した時点ですべての症状は消失し、Ｈさんは２０２２年１月から職場復帰を果たしました**。

起立性調節障害、頭痛、腹痛による不登校から見事に志望校合格

●14歳、男性、中学3年生の患者さんのケース

Ｉ君には小学生の頃から通年性の鼻炎があり、耳鼻咽喉科に通院をしていました。中学3年生になって間もない4月下旬に朝起きることができない日が増え、頭痛と腹痛もあり、学校を休みがちになりました、比較的調子が良い日に頑張って学校に行ってはみたものの、立っているときに失神してしまうことが何度かあり、とうとう6月からは不登校になってしまいました。

仙台市内の病院の小児科で起立性調節障害の診断がつき、血管を収縮させて血圧を上げる働きのあるメトリジンが処方されましたが症状の改善はなく、小児科から心療内科に紹介となりました。

心療内科の担当医師がたまたま慢性上咽頭炎と自律神経障害の関係をご存じの先生で、I君が小児期から鼻の調子が悪かったこともあり、11月下旬に当院へ紹介となりました。

診察したところI君には激しい慢性上咽頭炎があり、週に一度のEATを開始しました。**5回EATをした時点で頭痛と腹痛は消失**しましたが、まだ立ち眩みは残っていました。

新しい年となり、EATを10回実施した時点の2月2日に私立高校の入試があったものの、入試当日も立ち眩みがあり家から外に出ることができず、残念ながら受験することはかないませんでした。

しかし、I君はめげずに頻度を増やしてEATを続け、**計17回EATを受けた時点で立ち眩みはなくなり**、3月4日の公立高校の入試は無事受験することができました。受験後もさらに2回のEATを実施しましたが、3月16日、志望校合格の吉報が届き、EATは終了となりました。

うつ、倦怠感、不安感が改善。前向きになれた

●66歳、女性、無職の患者さんのケース

Jさんは2年前からうつ傾向とパニック障害で仙台市内のメンタルクリニックに通院していました。うつ症状が始まった頃から喉のヒリヒリ感、背中にビリビリと電気が走るような痛み、首こり、倦怠感、疲労感、動悸、舌痛、食欲不振、睡眠障害、呼吸が浅く感じる呼吸苦などの症状にも悩まされていました。

メンタルクリニックから処方された抗不安薬と、整形外科から処方された痛みを和らげる薬の服用で何とか日常生活を送っていましたが、数カ月前から不安感と全身症状が強くなり困っていたときに本でEATのことを知り、当院を受診されました。

EATが痛いことは本を読んでJさんはすでにご存じでしたので、鼻と口からのEATをしっかりと行いました。ところが、慢性上咽頭炎に典型的な症状がそろってい

るにもかかわらず、ＥＡＴによる出血は軽度で、痛みもさほどではありませんでした。Ｊさんが期待していた劇的な改善はＥＡＴ直後にはありませんでしたが、迷走神経刺激作用を期待して週に一度のＥＡＴを継続することとしました。

ＥＡＴ７回目で出血がなくなり、この頃から**体調が徐々に改善し始めました**。その後もＪさんの希望があり週に一度のＥＡＴを継続しました。しかし、治療経過中、症状に変動はありましたが、１年間経過した時点で症状の改善は、残念ながら７割程度で頭打ちとなりました。倦怠感と背中の違和感がなかなか改善しなかったのです。

そこで、横山大輔鍼灸師による頭鍼治療を併用してみることにしました。鍼治療の後で症状が劇的に改善することもあれば、逆に悪化したりすることもありました。しかし、**一度は改善が頭打ちとなった体調が、鍼治療をＥＡＴと併用するようになりさらなる改善に向かっていることを自覚したＪさんは、食欲と明るい表情を取り戻すことができた**のでした。

●ある悲しい出来事

Kさんは49歳独身女性。23歳のときにIgA腎症を発症し、仙台社会保険病院（現在はJCHO仙台病院）で、当時はまだ全国では一般的な治療法ではなかったIgA腎症の根本治療である扁桃摘出・ステロイドルス併用療法（扁摘パルス）を受け、IgA腎症は寛解・治癒となりました。

2021年、コロナワクチンの2回目を接種した後から倦怠感が持続。2022年に良性の卵巣腫瘍で卵巣を摘出。その後、倦怠感がさらに悪化。うつ病の診断で、精神科のクリニックから抗うつ薬などの投薬治療を受けるも症状の改善がなく、ワクチン後遺症による症状ではないかという友人のアドバイスに促されて、当院を受診されました。

診察したところ激しい慢性上咽頭炎を認め、週に一度の頻度でＥＡＴを実施することとしました。

Ｋさんの母親から突然、Ｋさん自死の悲しい連絡が入ったのは、3回目のＥＡＴで受診する予定の二日前のことでした。

私の本来の専門領域は腎臓内科で、それまでは不治の慢性腎臓病であったＩｇＡ腎症の根治治療である扁摘パルスを１９８８年に考案しました。

ＩｇＡ腎症は数十年という長い年月をかけてゆっくりと進行する腎臓病で、当時は透析導入の主要な原因疾患の一つでした。この扁摘パルス療法を、ＩｇＡ腎症が早期の段階に行うことで、寛解・治癒が得られることが明らかになりました。それによって、全国の多くのＩｇＡ腎症患者さんが「いずれは透析」という不安から解放されることにつながったのです。今回、Ｋさんが当院を受診されたときも尿に異常はなく、腎機能も正常で、扁摘パルスから26年経過していたものの、腎臓にはまったく問題がありませんでした。

Kさんの訃報を聞き、二重の空虚感に私は襲われました。一つ目は、それまでの2度のEATがKさんには無力で、Kさんを助けられなかったことです。

そして二つ目は、当時20代だったKさんが、彼女の末長く続くであろう希望あふれるより良い未来のために、頑張ってIgA腎症を治した意義があっけなく消滅してしまったことです。

慢性疲労症候群の患者さんでは、EATの効果が早い人は2回目の受診から、効果の遅い人でも5回目くらいの受診から治療の効果を実感して表情が明るくなるのが通常です。それゆえ、私はKさんも次の受診あたりには改善に向かっているだろうと甘い予想を持っていましたが、それが打ち砕かれてしまったのです。

本書で紹介したEAT以外の方法も最初からKさんに積極的に取り入れていたら、最悪の事態を防げたかもしれないという後悔が残りました。Kさんがうつ病としてその道のプロである精神科に通院中であったため、Kさんの陽転思考をサポートするような私の精神面での対応が甘くなってしまったのかもしれません。

●特効薬がないからこそ複数の治療法やセルフケアの実施が必要

脳細胞が変性したり、死滅したりする、アルツハイマー型認知症を代表とする脳の器質的疾患では、病気や体調不良の原因がはっきりしています。それゆえ、細胞を壊している原因を取り除くことが治療になるわけです。最近の例で言えば、アルツハイマー型認知症の原因物質であるアミロイドβを脳から取り除く薬が２０２３年に治療薬として承認されました。

一方、慢性疲労症候群も脳の異常が原因ですが、こちらは神経細胞が変性や壊死を起こしてしまう器質的異常ではなく、神経細胞は無事なのに、働きが狂ってしまう機能的異常です。原因がわかっている器質的異常に対しては科学の進歩で特効薬が登場したりしますが、細胞が壊れるわけではない機能的異常に特効薬は存在しないわけです。つまり、慢性疲労症候群に効く画期的な薬はこれから先も期待できないだろうと私は予想しています。

これまでの臨床実績と、近年、明らかになりつつあるメカニズムなどから、ＥＡＴ

は慢性疲労症候群に有効な治療であると自信を持って言えますが、残念ながら、不十分な効果しか得られない方がいらっしゃることも事実で、これまでの治療経験を通じてEATには8割の壁が存在すると感じています。

慢性疲労症候群の状態を改善するためには、一つの治療方法に固執しないで、患者さんの症状や病態に応じて複数の治療法を取り入れて、可能な限り短期間で最も成果をあげることが重要です。

EATはすべての患者さんに取り入れるべき治療法だと考えますが、本書で紹介したEAT以外の治療法やセルフケアも患者さんの状況に合わせて早い段階から積極的に取り入れるべきです。

●すべての人に治る可能性がある病気

そしてもう一つ、すべての患者さんに対して早い段階から取り入れてほしいのは、第2章の最後に紹介した**「堀田流陽転思考」**です。陰転思考のクセのある患者さんは慢性疲労症候群が治りにくく、自死という最悪の結果につながってしまうこともあります。

コロナ後遺症、ワクチン後遺症を含む慢性疲労症候群の症状は、主に脳と迷走神経の機能的な異常によって生じているのですから、**たとえ今、慢性的な疲労感や倦怠感でつらい思いをしていても、細胞の機能が回復すれば、それだけで治ってしまう病気です。すべての人が細胞の機能を回復する力を持っています。何か原因があってそれがうまく発揮できていないだけなので、諦めずに方策を探せば必ず回復への道にたどりつきます。**

特に「堀田流陽転思考」についてはご自身の腑に落ちるまで繰り返しお読みいただき、少しずつでも実行していただきたいと思います。

本書が慢性疲労で悩むすべての患者さんに、そして慢性疲労の患者さんに真摯に向きあっている医療者の皆さんに役立つことを祈念します。

最後に、慢性上咽頭炎の概念の啓発に微力ながらつなげることができた、2018年発刊の『つらい不調が続いたら慢性上咽頭炎を治しなさい』に続き、本書の出版にご尽力いただいた株式会社あさ出版の田賀井弘毅社長に深謝いたします。

堀田　修

上咽頭擦過療法（EAT）
実施医療機関一覧

認定NPO法人日本病巣疾患研究会ホームページ

https://jfir.jp/chronic-epipharyngitis/

『つらい不調が続いたら
慢性上咽頭炎を治しなさい』特設ページ

http://special.asa21.com/special/eat/index.html

※同内容が掲載されています。
※定期的に更新されています。
※医療機関によって、治療費や対象となる疾患などが異なります。
事前にご確認されることをおすすめいたします。

【参考文献】

1. Imai K, et al. Viruses (2022). https://doi.org/10.3390/v14050907
2. Nishi K, et al. Cureus (2023). https://doi.org/10.7759/cureus.33421
3. 申偉秀 , 他 . 日本臨床（2021）79:983-994
4. Davis HE, et al. Nat Rev Microbiol (2023). https://doi.org/10.1038/s41579-022-00846-2
5. Llados G et al. Clin Microbiol Infect (2023). https://doi.org/10.1016/j.cmi.2023.11.007
6. Wong AC, et al. Cell (2023). https://doi.org/10.1016/j.cell.2023.09.013
7. Olsen KL, et al. Front Hum Neurosci (2023). https://doi.org/10.3389/fnhum.2023.1152064
8. Badran BW, et al. https://doi.org/10.1186/s42234-022-00094-y
9. Letsinger AC, et al. Scientific Reports (2023). https://doi.org/10.1038/s41598-023-29118-6
10. Fontes-Dantas FL, et al. Cell Rep (2023). https://doi.org/10.1016/j.celrep.2023.112189
11. Krumholz HM, et al. medRxiv [Preprint] (2023). https://doi.org/10.1101/2023.11.09.23298266
12. Hotta O, et al. Immunol Res (2017). https://doi.org/10.1007/s12026-016-8859-x
13. 堀田修 , 他 . 口咽科 (2018). 31:69-75
14. Nishi K, et al. Int J Mol Sci (2022). https://doi.org/10.3390/ijms23169205
15. Yoon JH, et al. Nature (2024). https://doi.org/10.1038/s41586-023-06899-4
16. Nakatomi Y, et al. J Nucl Med (2014). https://doi.org/10.2967/jnumed.113.131045
17. Wakatsuki K, et al. J Neuroinflammation (2024). https://doi.org/10.1186/s12974-024-03018-6
18. Kwong KK, et al. J Vis Exp (2009). https://doi.org/10.3791/1385
19. Berkovitz S, et al. Int J Vitam Nutr Res (2009). https://doi.org/10.1024/0300-9831.79.4.250
20. Sakurada K.et al. J Epidemiol (2020). https://doi.org/10.2188/jea.JE20180249

【参考書籍】

堀口申作『堀口申作の B スポット療法』（新潮社）
長田裕『自分でできるチクチク療法』（三和書籍）
加藤直哉 , 他『山元式新頭鍼療法の実践』（三和書籍）
近藤一博『疲労とは何か　すべてはウイルスが知っていた』（講談社）
安藤正之『原因不明の体の不調は「舌ストレス」だった』（かざひの出版）
ユージェル・アイデミール『なぜ≪塩と水≫だけであらゆる病気が癒え、若返るのか！？』（ヒカルランド）
リチャード・ガーバー『バイブレーショナル・メディスン』（日本教文社）
堀田修『つらい不調が続いたら慢性上咽頭炎を治しなさい』（あさ出版）
堀田修『自律神経を整えたいなら上咽頭を鍛えなさい』（世界文化社）
堀田修『ウイルスを寄せつけない！痛くない鼻うがい』（KADOKAWA）

著者紹介

堀田修（ほった・おさむ）

1957年、愛知県生まれ。防衛医科大学校卒業。医学博士。

「木を見て森も見る医療の実践」を理念に掲げ、2011年に仙台市で医療法人モクシン堀田修クリニックを開業。特定非営利活動法人日本病巣疾患研究会理事長、IgA腎症根治治療ネットワーク代表、日本腎臓学会功労会員。

2001年、IgA腎症に対し早期の段階で「扁摘パルス」を行えば、根治治療が見込めることを米国医学雑誌に報告。現在は、堀田修クリニックならびに社会医療法人明陽会成田記念病院（愛知県豊橋市）にて、同治療の専門外来、普及活動と臨床データの集積を続けるほか、扁桃、上咽頭、歯などの病巣炎症が引き起こすさまざまな疾患の臨床と研究を行う。近年はEAT（上咽頭擦過療法）による「新型コロナ後遺症」への取り組みも注目を集めている。

著書に『つらい不調が続いたら慢性上咽頭炎を治しなさい』（あさ出版）など。

■医療法人モクシン堀田修クリニックーHOCー
http://hoc.ne.jp/
■特定非営利活動法人日本病巣疾患研究会
http://jfir.jp/
■ IgA腎症根治治療ネットワーク
http://iga.gr.jp/

いつまでも消《き》えない
つらい疲《つか》れ・だるさの正体《しょうたい》
慢性疲労《まんせいひろう》を治《なお》す本《ほん》

〈検印省略〉

2024年 5 月 30 日 第 1 刷発行
2024年 11 月 2 日 第 2 刷発行

著　者――堀田 修（ほった・おさむ）
発行者――田賀井 弘毅
発行所――株式会社あさ出版
〒171-0022 東京都豊島区南池袋 2-9-9 第一池袋ホワイトビル 6F
電　話 03（3983）3225（販売）
03（3983）3227（編集）
F A X 03（3983）3226
U R L http://www.asa21.com/
E-mail info@asa21.com
印刷・製本 （株）光邦

note http://note.com/asapublishing/
facebook http://www.facebook.com/asapublishing
X http://twitter.com/asapublishing

ISBN978-4-86667-678-4 C2077

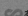